朝日新書
Asahi Shinsho 779

新型コロナ制圧への道

大岩ゆり

JN053346

朝日新聞出版

はじめに

初めての「世界大封鎖」

世界に広がる新型コロナウイルスの燎原《りょうげん》の火は、2019年の秋、中国湖北省の武漢市で人知れず発生した。

翌20年1月の春節(旧正月)前の中国人の大移動に加速され、火はまたたく間に広がった。中国政府は人類史上、例をみない大規模な対策を短期間に集中して取り、国内の流行は2月には峠を越える。しかし、その前にすでに世界に飛び火していた。

火は2月下旬から4月にかけてイタリアやスペインなどヨーロッパやイラン、ニューヨーク市を中心にしたアメリカなどで燃え盛り、さらにはロシアへと広がっていった。5月にはインドやパキスタン、バングラデシュなど南アジアや、ブラジルやペルーなど中南米での感染が急増し、アフリカ大陸へと拡大を続けている。

米ジョンズ・ホプキンス大学によると、7月20日現在の世界の感染者数は1450万人を超えた。世界規模でみて、感染者数は右肩上がりで増えている。欧米で爆発的感染拡大（オーバーシュート）が起きていた3月や4月には、多くても1日の新規感染者数が10万人を超えることはなかった。それが5月下旬から10万人を超える日が増え、6月に入ってからは連日、10万人を超えるようになり、7月にはついに20万人を超えるようになった。同大は各国政府が報告する感染者数を集計しているが、症状の無い不顕性感染者がかなりの数いることから、実際の感染者数はこれよりずっと多いとみられる。

死者は7月20日現在で60万人を超えた。もっとも多いのは米国で約14万人、次いでブラジル、インドと続く。最終的な犠牲者がどのくらいの人数に上るのか、現時点では予断を許さない。

科学的に検証が可能なパンデミック（世界的大流行）のうち、人類史上最悪とされる1世紀前の「スペイン風邪」では、世界人口の1～3割が犠牲になったとされる。現時点で、新型コロナウイルスに特化した薬やワクチンがまだ無いという状態は、スペイン風邪の当時と同じだ。もちろん、この100年間で医療は大きく進展し、呼吸困難などの症状を改善するための医療機器や医薬品の選択肢は現代の方が圧倒的に多い。ただし、医療崩壊を引き起こすようなオーバーシュートが起きる都市が増えれば、死亡者数が増える恐れはある。

スペインや中国の体育館や展示会場などが仮設の病院になり、ずらっと並ぶベッドに感染者が寝ている光景や、ブラジルで、にわかに掘られた集団墓地に何百人分もの墓がところせましと並ぶ光景などは、100年前のスペイン風邪の際の光景を彷彿させる。

20年4月12日は、キリスト教におけるもっとも大切な祭りとされる復活祭の日だった。イタリア・ミラノの大聖堂とミラノ市は、イタリアを代表するテノール歌手の1人、アンドレア・ボチェッリが大聖堂で行った無観客のソロコンサートをYouTubeで公開した。「希望の歌」と題する映像の中で流れた、ドローンで撮影したミラノやローマ、パリ、ロンドン、ニューヨークのほとんど人影のない街並みを見て胸を衝かれた。実際に現地に足を運んだわけではないので、YouTubeの映像が各地のロックダウン（都市封鎖）の実態を反映していたのかどうかはわからない。ただ、映像は、今回の新型コロナウイルスパンデミックを象徴していると感じた。

今回のパンデミックでは、過去のパンデミックでは取られたことのない、人類にとって初めての体験となる、世界的な規模のロックダウンが行われた。「Great Lockdown（世界大封鎖）」である。

最初は中国だった。約14億人という日本の10倍以上の国民が、実質的にほぼ全員、移動も外出も制限された。これは中国にとっては非常手段だったと思う。新型コロナウイルスは、過去に流行した、やはりコロナウイルスの仲間である重症急性呼吸器症候群（SARS＝サーズ）のウイルスとは性質がかなり異なる。中国の中央政府が気がついた時には、新型コロナウイルスの感染は、通常の感染対策では封じ込めきれないほどに広がっていたのだろう。

イタリアやスペイン、米ニューヨーク州……。非常手段であるロックダウン対策を取らざるを得ない状況に、他の国や地域も次々と陥っていった。それだけどこでも、初期の感染が見つかった後、感染の増加が爆発的だった。

国際エネルギー機関（IEA）によると、4月28日までに完全封鎖もしくは部分封鎖された地域で暮らす人は、世界人口の54％にあたる約42億人にのぼったという。この人数は、その後さらに増加していった。

ロックダウンの期間が長引くほど、封鎖された状態で暮らす人々は精神的、肉体的、社会的、経済的に大きな影響を受ける。個人への影響は数値化するのが難しいが、数値化が比較的しやすい経済への影響では、たとえば世界銀行は6月、20年の経済成長率はマイナス5・2％になるだろうという予測を出した。第二次世界大戦以降、最悪の数字だという。今後、感染が拡大すれば、予測はさらに悪化するだろう。スペイン風邪の際には、世界のGDPが2・4〜16・9％程度下がったと推計されている。

新型コロナウイルスの影響は、パンデミックが終息した後でなければ実態に近い形で評価できないが、人的な犠牲や損失に劣らず、社会的、経済的な損失も大きくなると予想されている。それが原因の二次的な人的犠牲、つまり失業などによって極端に生活の質が下がる人々の増加や、困窮を苦にした自殺の増加などが生じる恐れもある。

日本の感染者数は、厚生労働省によると7月20日現在、2万5912人、死者は988人。これは、横浜港に停泊中に大規模な集団感染が発生したクルーズ船ダイヤモンド・プリンセス号関連の感染者（712人）や死者（13人）を除いた数だ。感染者数が少ないのは、確定診断のためのPCR検査の実施数が少ないことも影響しているので単純に比較はできないが、人口10万人あたりの死亡者数も0・78人と、欧米諸国に比べて数十分の1でしかない。

感染者が増加中の国を除き、人口10万人あたりの死亡者数が1人未満で日本と同程度かさらに少ない国・地域には韓国や中国、シンガポール、オーストラリア、マレーシア、台湾などがある。

開始時期や程度の差はあるが、日本以外の国・地域の多くは、全面的にであれ部分的にであれ、強制力を伴ったロックダウンを実施した。つまり、いずれも、罰金や逮捕などの罰則を伴う強制力のある方法で、人々の移動を制限したり、一部の店舗や事業所を閉鎖するなど経済活動の休止を命じたりした。

一方、日本は、個人の移動や外出の差し控え、あるいは店舗や事業所の休業も、すべて国や自治体から個人や事業主への要請にとどまり、罰則を伴わない。あくまで「自粛」だった。

それなのに、なぜ、欧米の数十分の1程度の犠牲者ですんでいるのか。多くの人が納得できるような説明はいまのところなく、海外メディアは「ミステリー」と表現した。

ノーベル医学生理学賞を受賞した山中伸弥・京都大学iPS細胞研究所長は、日本の犠牲が少ないことの理由を「ファクターX」と命名し、ファクターXが何かを解明することで、今後の対策に生かすことができるはずだと述べている。

多大な犠牲を「第2波」に生かす

新しい感染症が発生した時にどのような対策を取ればいいのか。重症化率や致死率がよくわからない初期に、適切な対策を取るのは難しい。どんな対策にも個人や社会、経済などさまざまなレベルで痛みが伴うからだ。もちろん、人命が第一であり、後から振り返れば過剰だったとしても、詳細がわからない時期にはまずは安全寄りに対策を取るのが常道だ。初期の対策を、後出しじゃんけんのように「過剰だった」と批判することを、自身では戒めているつもりだ。

それでも、ウイルスの性質や、ウイルスによってひき起こされる症状が多少なりともわかってきた段階で、適宜、対策を修正していけるかどうかによって、対策で生じる負の影響の大きさは変わってくる。

日本が20年春に行った、ロックダウンに近い対策は必要だったのか。必要だったとしても、時期や期間、規模は適切だったのか。日本以外の、人口あたりの死亡者数が少ない国ではどうか。パンデミック終息前には結論が出しにくいのはわかっているが、データに基づいた批判的な視点は常に忘れずにもっていたい。国家レベルでも個人レベルでも、犠牲を伴った過去の感染症に向き合った体験や歴史の教訓から学べる点は、犠牲を無駄にしないという意味でも最大限、学ぶべきだ。

新型コロナウイルスの最近の感染動向をみる限り、日本には流行の第2波がやってきていると考えざるを得ない。都道府県をまたぐ移動の自粛が全面的に解除された6月19日から1カ月で感染者数は首都圏を中心に10倍以上に増え、7月23日には全国の新規感染者がこれまで最多の981人確認された。

仮に今後、また流行が下火になっても、国内でウイルスが根絶されたわけではない。しかも、世界のどこかで流行が続く以上、日本への流入を防ぐことはほぼ不可能だ。

本書は、さまざまな意味で人類史上に大きな爪痕を残すであろう、新型コロナウイルスのパンデミックの発生から約半年間を記録すると同時に、日本が第2波にどう対処したらいいのか考える材料を、歴史や同時代の体験に学びながら多少なりとも提示することを目指して執筆した。パンデミックへの対応は経済対策や社会的対策など幅広い分野にわたるが、本書では医薬品も含めた公衆衛生的な対策に絞って取り上げた。

第Ⅰ部では、パンデミック発生から半年間を記録すると同時に、「ファクターX」が何かについて、日本や海外諸国の取った対策を比較しながら検証し、第2波で何ができるのかを考察した。

第Ⅱ部では、人類史上に残るパンデミックである中世のペストや1世紀前のスペイン風邪、21世紀最初のパンデミックである09年の新型インフルエンザの世界的大流行を振り返ることで、どのような歴史的教訓が得られるのかを検討している。

執筆にあたっては、発生した出来事や実施された対策の客観的な描写と、それぞれに対する主観的な評価をできる限り区別して記し、客観的な描写部分には主観的な評価を極力入れないように努力した。その上で、対策などへの主観的評価は、第Ⅰ部の第3章と第4章、第Ⅱ部の第4章にまとめて書かせて頂いた。この三つの章だけは、描写と評価を交えて書いている。

全編を通じ、ご存命の方々も含め、原則的に敬称を省略させて頂いた。

新型コロナ制圧への道　目次

はじめに　3
初めての「世界大封鎖」／多大な犠牲を「第2波」に生かす
第Ⅰ部　新型コロナウイルスの正体　19
第1章　パンデミックの発生　21
武漢市でヒトからヒトへの感染／12月30日17時48分のメッセージ／警鐘を鳴らした李文亮医師の死／「バットウーマン」らのゲノム解析／バンコク、そして日本で初の感染者が／封鎖前に500万人がすでに市外に／「公衆衛生上の緊急事態宣言」の裏側／IT技術で感染者を発見・監視／中央集権と、国外支援の経験／感染大爆発が欧州、米国、さらに……／日本の「第1波」、三つの局面／人々の行動を劇的に変えた、志村けんさんの訃報／「緊急事態宣言」の発出・解除／大型クルーズ船で何が起きていたか？／高齢者の薬がなくなる――／クルーズ船だけではない海上の問題点

第2章　新型コロナウイルスとは　59
7番目の「太陽コロナ」／突き止められない「中間宿主」／新型コロナが強毒化する「変異」の可能性は？／研究者は、どこまで追いつめているのか？　空気感染は？／味覚・嗅覚の異常は患者の3割か／症状の重篤化は、感染者の2割／長引く後遺症も？／小児の感染が少ない理由

第3章　犠牲者が少ない日本の「ミステリー」　75
「こっそりと忍び寄るウイルス」／「流行の山」を、ガンガンたたけ／「集団免疫」を目指したスウェーデンの結果は？／なぜ日本は犠牲者が少ないのか？／日本のクラスター対策は幸運に恵まれた／「ファクターX」の分析／マスク着用率が高いアジアの国々／「96％の着用だけで感染拡大が抑えられる」という論文も／世界のマスク不足への対応事情／「3密」回避キャンペーン／医療アクセスの良さ／訪日客の内訳も幸いした／PCR検査を即断した和歌山などの例／「北里柴三郎の名に懸けても……」／研修医が集団感染！／医療無償のイタリアで医療崩壊／ニューヨーク市の「地獄絵図」／BCG接種は

有効なのか

第4章　第2波にどう向き合うか　121

「山」を低くする二つのカギ／個人レベルから専門家レベルまでの対応／手洗いや咳エチケットは費用もかからない／ワクチン開発、世界の最前線／先行する中国、英国／健康な人に接種するというリスク／検査の種類や精度を知っておく／治療薬の開発では「既存薬」がリード／効果と副作用の説明を聞くこと／経済的補償で医療崩壊を防ぐ／遅れているIT化への対応を／休校など、地域の状況に応じた対策を／専門家は政府にも、きちんと意見を

第Ⅱ部　パンデミックとの戦い　157

第1章　世界の歴史を変えた災厄——ペスト　159

地域の人口を半減させたペスト／感染源は船で来たネズミとノミ／資本主義と宗教改革のきっかけに／ペスト菌発見をめぐる北里柴三

郎の「戦略」／最短12時間で発症する「飛沫感染」／地上から姿を消したわけではない

第2章 史上最悪のパンデミック――スペイン風邪 175
日本国内の死者、3年で約40万人／「尋常一様ならざる特性を有する」／誤解された発生源／「生ぬるい」――与謝野晶子の政府批判／病原性が高まった第2波の惨状／医師も看護師も不足し、患者は床の上に／犠牲者の多くは若者、壮年／スペイン風邪でドイツにファシズムが……／永久凍土からよみがえったウイルス

第3章 21世紀最初のパンデミック 199
なぜパンデミックを起こしやすいのか?／4種類のウイルス遺伝子が再集合／動物にも鳥にも感染することの意味／豚由来の感染に、驚いた専門家／2009年4月――日本国内で、いきなり集団感染／フェーズに応じた日本の行動計画／9カ月で日本人の16%が感染／どうして高齢者は重症化しなかったのか／世界の感染者と死亡者／日本特有のインフルエンザ診療

第4章　歴史に学ぶ　217
過去から学ぶ教訓／残念ながら100年前と同じ／内務省衛生局の「流行感冒予防心得」／マスク不足で暴利をむさぼる者／米国では「反マスク連盟」も結成された／フィラデルフィアとセントルイスとの差異は、なぜ？／「国防脅威削減局」のスペイン風邪調査／現代ロックダウンの原型／2009年の水際対策／混乱した検疫業務／一斉休校・休園の影響を考察する／帰国者・接触者外来の原型となった「発熱外来」／政治家の介入で混乱したワクチン接種／病原性も考慮に入れた対策へ／「渡航歴」に絞る対策の限界／政治家と科学者は、何をするべきか

おわりに　252
参考文献　255

本文写真／朝日新聞社提供
図表作成／谷口正孝

第Ⅰ部　新型コロナウイルスの正体

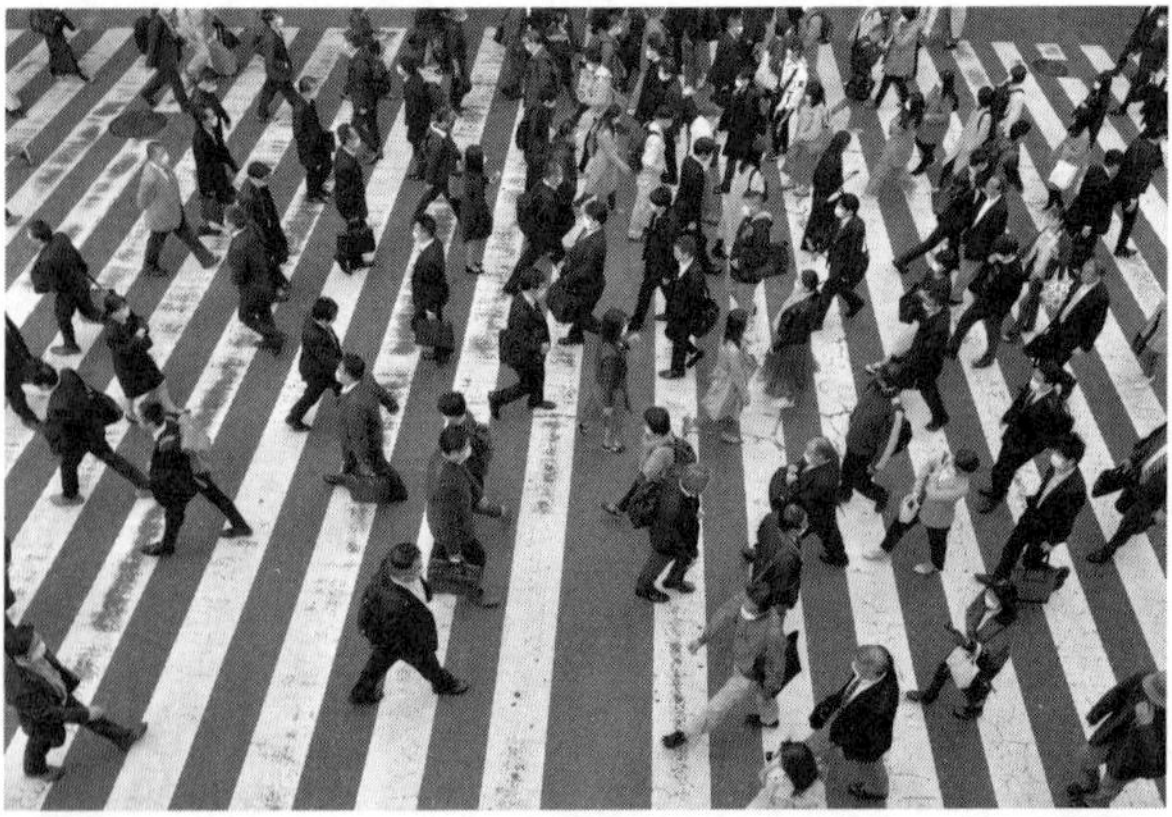

緊急事態宣言から一夜明け、JR大阪駅前をマスク姿で行き交う通勤客ら
＝2020年４月８日

第1章　パンデミックの発生

武漢市でヒトからヒトへの感染

２０２０年7月19日までに公表された論文や報告によると、最初の患者は中国湖北省武漢市の男性だった。19年12月１日に風邪のような症状が出始め、16日以降に市内の感染症拠点病院である金銀潭病院を受診したところ、肺炎と診断され入院した。感染したのは19年11月ということになる。

入院した当時、肺炎の原因はわからなかった。肺炎はインフルエンザウイルスなどのウイルスや肺炎球菌などの細菌など、さまざまな病原体によって起こる。原因がわからないことも珍しくない。しかも男性は回復して退院したため、医療従事者の関心を引くことはなかった。

20年1月に新型コロナウイルスの発生がわかった後で、同院の医師らが過去の原因不明の肺炎患者をさかのぼって調べ、残されていた患者の検体を解析して新型コロナウイルスへの感染を確認した。1月下旬に英医学誌「ランセット」で公表した。調査では、冒頭の男性を含め、1月2日までにすでに41人の感染者が新型コロナウイルスにより肺炎を起こして同院に入院していたことも明らかになった。41人の中には夫から妻に感染したと考えられるケースもあり、19年12月の段階ですでに、新型コロナウイルスはヒトからヒトへと感染していたことがわかる。

武漢市は中国の内陸部にある湖北省の省都で、人口約1100万人の工業都市だ。3500年の歴史をもち、長江と漢江の合流地点にあることから、いにしえより「九省通衢」(四川、陝西、河南、湖南、貴州、江西、安徽、江蘇、湖北省と通じる交通の要所の意)」と呼ばれている。帝国データバンクによると、20年1月末現在で日本企業約200社が進出している。

初期の患者はすべて武漢市の市民だったが、新型コロナウイルスがどこで誕生し、どのように人類に感染するようになったのか、7月時点ではまだわからない。

原因不明の肺炎が武漢市内で複数、発生しており、通常とは異なる事態が起きていることに市内の医療従事者が気づき、市や湖北省の保健当局に情報が上がったのは19年12月下旬だ。それが12月27日なのか29日なのか、またどの時点で市や省の地元政府だけでなく、中央政府の保健当局にも情報が上がったのかについては諸説ある。

中央政府機関の一つ、中国疾病対策センター(中国CDC)などが、20年1月下旬から2月下旬にかけて米医学誌「ニューイングランド・ジャーナル・オブ・メディシン」や

「JAMA（米医師会雑誌）」などに公表した論文によれば、19年12月27日に、湖北省伝統・西洋統合医療病院の医師が、地元のCDCに、原因不明の肺炎患者が4人いると連絡したのが最初の報告だという。その情報が、中央の中国CDCに上がったのは12月29日である。中国では時折、新型の鳥インフルエンザウイルスなど新たな急性呼吸器疾患を起こす病原体が発生することがあるため、原因不明の肺炎を探知するサーベイランスシステムがある。そのサーベイランスの一環として報告されたという。中国CDCや国家衛生健康委員会は、12月31日に調査チームを武漢市に派遣した。

12月30日17時48分のメッセージ

武漢市や湖北省の地元政府や中国中央政府の保健当局だけでなく、より多くの人々が、重症急性呼吸器症候群（SARS）に似たウイルスによる肺炎患者が複数発生しているという情報を目にしたのは、12月30日17時48分以降だ。

その時刻に、武漢市中心医院の眼科医、李文亮（享年33）は、医学部時代の同窓生ら約150人が参加するメンバー限定のグループチャット向けにメッセージを投稿した。中心医院の救急科に、市内の華南海鮮卸売市場の関係者7人がSARSで隔離されている、という内容だった。直後に、原因ウイルスはSARSウイルスに似ているが、どのタイプのコロナウイルスなのかは調査中であるという追加情報と、検査報告書や胸部CTの画像も流した。グループチャットのメンバーの1人が、李医師の投稿を、李医師の名前や勤務先を伏せずに一般に公開されているネットに流し、李医師のメッセージはまたたくまに拡散していった。

SARSは、02〜03年に流行した重症の急性肺炎を起こす感染症だ。中国広東省から広がり、04年までに香港や台湾、カナダ、シンガポールなど29の国・地域で8112人が感染し、774人（9・5％）が死亡した。原因ウイルスは、それまで存在しなかった新しいタイプのコロナウイルスの一種だった。04年の夏以降、ウイルスは姿を消していたが、似たようなウイルスが登場したとなれば、医療従事者は、患者が感染している可能性も考慮した上で診療にあたる必要がある。

李医師は、医療現場にいる同窓生たちに注意喚起するつもりで情報を投稿した。

そんな李医師の意図とは関係なく、ネット上に拡散された警鐘のメッセージ。それを目にした武漢市や湖北省の保健・公安当局と、台湾の保健当局の取った対応は、大きく異なった。

東洋経済オンライン版で紹介された中国独立系メディア「財新」の報道や朝日新聞などによると、李医師がメッセージを投稿した当日の19年12月30日、武漢市衛生健康委員会は「原因不明の肺炎に対する適切な治療についての緊急通知」をネット上で発表した。「いかなる機関及び個人も、許可を得ずみだりに治療情報を外部に発信してはならない」と釘を刺したという。同委員会は、李医師の投稿から約7時間後の31日未明に対応会議を開いた。李医師は病院長に呼び出されて事情を聴かれ、翌朝にも病院監査科で事情聴取された。そして20年1月3日には、武漢市の公安当局から呼び出され、ネット上に不正確な情報を流したとして、訓戒処分を受けた。

その後、原因不明の肺炎を引き起こしていたのは新型コロナウイルスだと判明し、感染者数は増加していく。しかし、湖北省人民代表大会が予定通り、1月12日から武漢市内で開かれた。また、1月18日には市内の4万世帯以上が料理を持ち寄る、市名物の大宴会「万家宴」も例年通りに開催された。

1月20～21日にかけては、世界保健機関（WHO）の調査団が武漢市を訪れ、新型コロナウイルスのヒトからヒトへの感染が起きていることを確認した。だが、21日には武漢市で、湖北省幹部らも参加した、春節祝賀演芸会が予定通り市公会堂で催された。

一方、台湾の政府系通信社、中央通訊社によると、台湾の中央感染症指揮センター医療対策チームの羅一鈞副チーム長（当時は衛生福利部疾病管制署報道官）は、李医師がグループチャットに投稿した約9時間後の19年12月31日午前3時ごろ、寝つけずにネットをのぞき、感染症専門医のネット掲示板で、李医師の投稿が紹介されているのを見つけた。掲示板には、李医師がグループチャットに流した、検査報告書や胸部CT画像も載っていた。

羅副チーム長は、内容の信頼性が高いと考え、ネット上でさらに情報を収集した。そして、武漢市内の病院でSARSに似た感染症の院内感染が発生していると判断。集めた情報を、すぐに衛生福利部（保健省）疾病管制署の防疫グループに送信した。台湾政府は同日、武漢市からの直行便の検疫を強化し始めた。また、WHOに対しても、武漢市で原因不明の肺炎が複数、発生していると情報提供したという。

ただし、WHOへの報告について中国政府は、台湾は武漢市の発表や中国国家衛生健康委員会からの情報をWHOに伝えただけで、WHOに原因不明の肺炎発生について通知したのは中国政府であると主張している。

警鐘を鳴らした李文亮医師の死

本人の当初の意図とは関係なく、結果的に社会に向けて新型コロナウイルスの感染拡大について初めての警鐘を鳴らした李医師は、診察した患者から新型コロナウイルスに感染して肺炎を発症し、20年1月12日から入院して治療を受けていた。その間、事態の深刻さに気づき始めた市民たちの間で、「最初に警鐘を鳴らした医師」として名前が知られるようになっていく。李医師の症状が小康状態になった時には、中国社会ですっかり有名になっていた。李医師は、病室からソーシャルネットメディアで一般市民に向け、情報発信を始めた。メディアの取材も受けた。「財新」のインタビューに対して、「健全な社会に必要なのはさまざまな声だ」と語った。

いったんは持ち直したかのようにみえた症状だったが、入院から約20日後、急激に悪化に転じ、2月7日、妊娠中の妻と5歳の息子を残し、帰らぬ人となった。

AFP通信によると、中国版ツイッター「微博（ウェイボー）」では、李医師の死亡に関するツイートの閲覧回数は10億回、コメント数は110万件を超えたという。李医師の死を機に、中国国内で政府の新型コロナウイルス対応への批判が噴出した。北京大学の張千帆教授は、李医師の命日を、言論の自由を祈念する日にしようと呼び掛けた。

批判の高まりを受け、中国政府は3月5日、新型コロナウイルスの感染制御に「模範的な」役割を果たしたとして、湖北省に赴いて診療活動に従事した全国各地の医療隊など13団体と506人を表彰する際に、李医師も表彰した。3月19日には武漢市公安当局に対し、李医師の処分は不当だとして処分取り消しと関係者の責任追及を求めた。同公安当局はすぐに李医師に対する処分を撤回し、遺族への謝罪を決めた。また、李医師を摘発した2人の職員はけん責と警告の処分を受けた。

「バットウーマン」らのゲノム解析

中国政府はいつから危機意識をもって対策を取ったのか。国内外で初動の遅れなどを批判されるようになった2月中旬以降、共産党や中央政府は公式見解として、当初から危機意識をもっており、習近平国家主席は1月7日の党最高指導部の政治局常務委員会で対策の徹底を求めたと説明している。しかし、1月12日の段階では、WHOに対し「ヒトからヒトへと容易に感染する証拠はない」と報告していた。また、1月20日ごろまでに中央・地元政府が取った対策と20日以降の武漢市封鎖などの対策には、明らかに違いがある。

危機意識をもった対策が本格的に始まった時期についてはさまざまな見方があるものの、研究者による原因ウイルスの解析は、当初から複数の研究チームによってフルスピードで始まっていたことは確かだ。

武漢市にある中国科学院武漢ウイルス研究所によると、1月2日には、原因不明の肺炎患者の検体から、原因ウイルスの全遺伝情報（ゲノム）の解析に成功したという。解析したのは、コウモリを宿主とするウイルス研究の第一人者で、コウモリを探しに洞窟に行く姿などから「バット（コウモリ）ウーマン」という異名をもつ石正麗研究員らだ。

また、中国CDCは1月3日には、別の患者の検体からウイルスの全ゲノムを解析した。1月5日には、中国医学科学院の研究チームや復旦大学（上海市）などの研究チームも、それぞれ別の患者の検体から全ゲノムを解析した。

ただし、ウイルスの遺伝情報の解析結果について中国政府が公式に発表したのは1月9日だ。AP通信によると、米ウォールストリート・ジャーナル紙がその日、中国の研究者たちが原因不明の肺炎患者から新しいタイプのコロナウイルスを見つけたと報じたのを受け、中国政府は会見を開いたという。それ以前には、中国政府は新型コロナウイルスに関する解析結果などを、政府の許可なく勝手に公表しないよう研究機関に命じていたという。

9日の会見で中国政府は初めて公式に、武漢市で肺炎を起こしている病原体は、これまでに存在が知られていない新型コロナウイルスだと発表した。ウイルスの全ゲノムの遺伝情報（塩基配列）がネット上で公表されたのは1月10日になってからだ。

新型コロナウイルスはその後、国際ウイルス分類委員会のコロナウイルス研究グループによって「ＳＡＲＳ－ＣｏＶ－２」と命名される。ウイルスの遺伝情報や主要たんぱく質を既存のウイルスと比較した結果、ＳＡＲＳの原因ウイルスである「ＳＡＲＳ－ＣｏＶ」と似ており、新たな種とは言えないと判断したからだ。また、これを受けてＷＨＯは、このウイルスによって起こる肺炎などの感染症を「ＣＯＶＩＤ－19」と命名した。これは、２０１９年に登場した、コロナウイルスによる病気（COronaVIrus Disease）に由来する名前だ。本書では、このウイルスを通称の新型コロナウイルスと表記する。

バンコク、そして日本で初の感染者が

新型コロナウイルスの感染者は、1月13日から中国の国外でも見つかり始める。当初はすべて武漢市や湖北省の住民や、訪問歴のある人だった。

中国外で最初の感染者が見つかったのはタイのバンコクだ。タイ政府は1月3日から3

カ所の空港で、武漢市から来る航空機の乗客のサーモメーターによる発熱のチェックを始めていた。1月8日、バンコクの空港で、武漢市から来たツアー客の1人、61歳の女性が発熱しているのが発覚した。女性は、1月5日ごろから発熱や頭痛といった症状があったが、家族と一緒にバンコク訪問ツアーに参加したという。すぐに入院措置が取られ、4日後に、新型コロナウイルスへの感染が確認された。

トロント大学などの研究チームによると、武漢発の航空機による来訪者が一番多いのがバンコクだ。2018年1~3月の3カ月間に、約4万1000人が武漢からバンコクに到着した。次いで多いのが香港（約2万4000人）と東京（約2万人）だった。

来訪者の多さを反映するように、バンコクの次に感染者が見つかったのは日本だった。1月16日、武漢市から帰国した神奈川県在住の中国籍の30代男性の感染が判明した。武漢市滞在中には肺炎症状が出ている家族との接触があり、男性自身も帰国前の3日から発熱していた。自ら医療機関を受診し、感染が確認された。日本初の感染者となった。

中国の国内外で感染者数が増える状況を受け、WHOは1月20日、調査団を武漢市に派遣。「ヒトからヒトへの感染が起きている可能性が高い」とした。そして1月22日と23日に緊急委員会を開催した。同委員会は感染症や公衆衛生学の専門家らにより構成され、喜田宏・北海道大学人獣共通感染症リサーチセンター長もメンバーの1人だ。

1月23日の時点でWHOに報告されていた感染者は581人。うち571人が台湾や香港、マカオを含めた中国で、武漢市や湖北省だけでなく、北京市や上海市などでも感染者が見つかっていた。死亡者は17人、95人が重症だった。中国外ではタイで4人、日本と韓国、米国で1人ずつ感染者が確認されていた。

WHOの緊急委員会は、「国際的に懸念される公衆衛生の緊急事態（PHEIC）」を宣言するかどうかを議論したが、「ヒトからヒトへの感染は起きているものの、まだ限定的で、緊急事態宣言を出すには時期尚早だ」と宣言を見送った。

封鎖前に500万人がすでに市外に

しかし、中国政府が1月23日の時点で事態の深刻さを認識していたのは確かだ。習主席は1月20日、「断固として蔓延《まんえん》を抑え込め」と指示を出した。翌21日に中国政府は新型コロナウイルスによる肺炎を法定伝染病に指定し、最大級の防疫対策の実施を決めた。

武漢市は23日午前2時、空港や鉄道駅を閉鎖する、との通告を出し、その日の午前中のうちに市外に出る航空機や長距離列車、高速バスだけでなく、市内の地下鉄や路線バスも

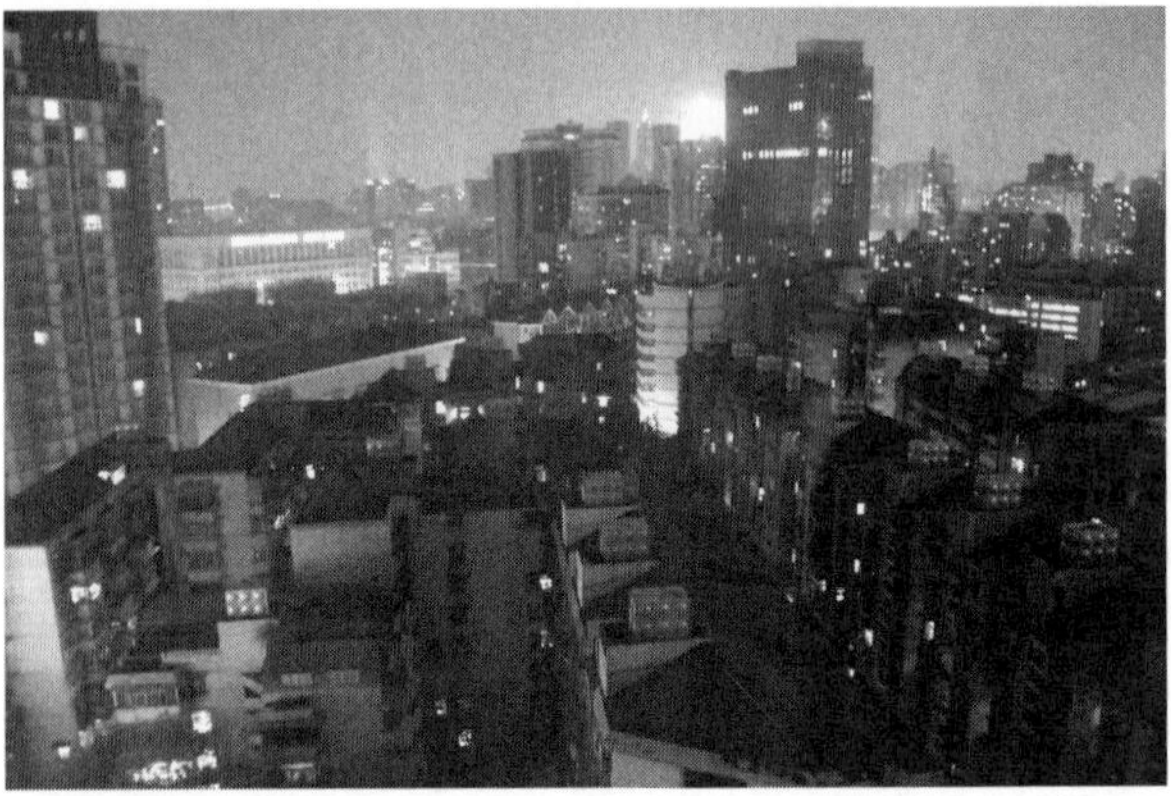

「都市封鎖」が４月８日まで続いた中国・武漢の市街地＝2020年４月７日。武漢市江岸区

停止した。武漢市は封鎖状態になった。その後、市民の外出も制限された。

ただし、周先旺・武漢市長が後日、中国のテレビ局の取材に明らかにしたところによると、約１１００万人の市民のうち約５００万人は、武漢市が封鎖された時点ですでに市外に出ていたという。20年の春節は１月25日で、カレンダー上は１月24日から30日までが休みだが、混雑やチケットの値上がりを避けるために１月10日ごろから旅行に出たり実家に帰ったりする人が増えていた。通告が出てから急きょ高速バスなどで脱出した市民もいた。

１月20日に習主席の感染拡大防止令が出た後、武漢市で新型コロナウイルスによる肺炎患者の治療にあたっていた金銀潭病院の医師や、中国CDCなどの研究チームによる、初期の患者の症状や感染経路などを分析した論文が、欧米の医学誌のオンライン版で次々と公表され始めた。20年1月に入ってから症状が出た感染者は、どこで感染したのかわからない人が7割を超えており、武漢市内でヒトからヒトへの感染がかなり拡大している可能性が高いことが明らかになった。上海市や江蘇省、海南省などでは、湖北省から来た人や滞在歴のある人に対し、14日間の自己隔離（待機）を命じた。

武漢市も含めた人口約6000万人の湖北省では、武漢市のみならず主要都市すべてで鉄道やバスの運行が停止され、道路規制が行われた。移動の制限は湖北省にとどまらず、中国全土に広がっていく。北京市や上海市など各地で長距離移動が制限されていった。さらに中国政府は25日、国外旅行を含むすべての団体ツアーを27日から一時休止にすると決めた。

上海ディズニーランドや故宮博物院など、各地の娯楽施設や美術館は閉園・閉館するところが続出。省によっては、インターネットカフェや映画館の営業停止を命じたり、老人ホームへの家族の訪問を禁止したり、ホテルや美容院、商業施設などへ外出する際のマスク着用を義務付け、違反者には刑事罰を科したりするところも出てきた。

「公衆衛生上の緊急事態宣言」の裏側

感染者や死者は急増した。武漢市が封鎖された1月23日に5カ国で581人（うち台湾や香港、マカオを含めた中国が571人。以下「中国」と表記）だった感染者数は、25日には10カ国で1320人（中国1297人）、27日には12カ国の2798人（中国2761人）、30日には19カ国の7834人（中国7736人）になった。中国以外に日本やドイツ、ベトナム、米国でもヒトからヒトへの感染が確認された。死亡者も23日に17人だったのが、30日には170人と増え続けた。

WHOは1月30日、改めて緊急委員会を開き、「国際的に懸念される公衆衛生の緊急事態」を宣言した。

宣言に先立ち、エチオピア出身のテドロス・アダノム・ゲブレイェソスWHO事務局長は北京を訪れ、習主席と会談した。また、緊急事態宣言に際しては、「中国が新型コロナウイルスのアウトブレークを探知し、原因ウイルスを分離し、全遺伝情報を解析してWHOやほかの国と共有したスピードには大きく感銘を受けており、言葉もない」と中国を高く評価。「宣言を出す原因は中国国内で起きていることではなく、中国の外で起きていることだ。もっとも懸念するのは、このウイルスが医療態勢の脆弱《ぜいじゃく》な地域へと広がることだ。宣言は中国の取っている対策に対する不信任案への投票ではない」と釈明した。

テドロス事務局長は宣言に際し、加盟国に7分野の対応について勧告を出した。その中で真っ先に強調したのが、感染症対策としての渡航や貿易の制限には科学的な根拠がなく、中国に対するこれらの措置は勧告しない、という点だ。

テドロス事務局長のこういった行動や発言は、後になって、ドナルド・トランプ米大統領から「WHOは中国寄りだ」と批判を浴び、米国のWHOへの拠出金停止や脱退宣言へと展開していく。

WHOの勧告に反して、米国をはじめ各国は次々と中国からの入国者を制限し始める。

IT技術で感染者を発見・監視

中国国内でも感染の拡大に伴い、武漢市や湖北省だけでなく、浙江省など全国的に人の移動を制限する措置が取られていく。さらに、外部との移動が封じられた武漢市では、市民の外出も制限され、食料品など生活必需品の買い物は1世帯から1人が代表して出かけ、頻度も2日に1度だけしか許されないなど、制限はどんどん厳しくなっていった。こういったロックダウンは、武漢市など湖北省の都市だけでなく、東シナ海に面した浙江省の杭州市など全国の都市へ、次々と広がっていった。

また、北京市などでは、市民のスマートフォンの位置情報やアプリに加え、町中や商業施設などに多数、設置してある監視カメラを使ったＡＩ（人工知能）による顔認識技術により、感染者の濃厚接触者を探し出すシステムなど、ＩＴ技術を駆使した対策も導入された。監視カメラは、無許可の外出や、外出した人たちが集まって会合していないかどうか、武漢市や湖北省への訪問歴のある人や感染者と濃厚接触して自宅待機を命じられている人が外出していないかといった、中央・地方政府当局の命令に従っているかどうかの監視にも使われた。

ＩＴ技術を使った対策は、感染拡大防止だけでなく、ロックダウンを緩和する際の再流行防止の目的で、中国だけでなく欧米などでも採用されていく。

中央集権と、国外支援の経験

中国の中でもとくに大勢の感染者が発生した武漢市や周辺都市では、中央政府によって目を見張るスピードで医療態勢が強化されていった。武漢市では、人民解放軍の命令により、新型コロナウイルスに特化した約1000床の「火神山医院」と、約1600床の「雷神山医院」が着工から24時間体制で建造され、十数日間で完成した。

スポーツセンターなど既存の施設を改造した臨時病院も16カ所増設された。また、金銀潭病院などもともと感染症拠点病院に指定されていた病院を中心に市内の48病院では、新型コロナウイルス以外の患者の受け入れを制限し、新型コロナウイルスの感染患者を受け入れられる病床数が6万床以上確保された。

また、人工呼吸器や体外式膜型《まくがた》人工肺（ECMO）といった重症肺炎の治療などで必要となる医療機器が全国から集められただけでなく、医師や看護師ら医療従事者が累計4万人、武漢市を中心にした湖北省に送り込まれた。

このような大規模な建設や、大勢の医療従事者ら人の移動を伴う対策を短期間に実行できたのは、中国が中央集権国家だからという側面が大きい。ただ、それだけではなく、人民解放軍を中心に、14~16年の西アフリカにおけるエボラ出血熱のアウトブレーク以降、アフリカなどで、ウイルスの遺伝子を解析できる仮設の検査室や100床規模の診療所を建てたり、人民解放軍の医療従事者を流行地に派遣したり、地元の医療従事者が自ら検査や治療をできるよう教育したりしてきた。そういった実績が生かされた側面もある。

感染大爆発が欧州、米国、さらに……

中国が短期間で集中的に多面的な対策を取った結果、WHOへの報告数でみると、中国の新規感染者数は2月5日の3893人をピークに徐々に減少していった。2月20日以降は、1日の新規感染者が1000人を切るようになる。

そして2月26日には、中国以外の国の新たな感染者数が、中国の感染者数を初めて上回った。中国国内の新規感染者は412人だったのに対し、国外が459人だった。国外では、大邱市の宗教団体関係者を中心に集団感染が発生していた韓国が284人、次いで北部でアウトブレークが発生し始めていたイタリアが93人、やはり宗教施設などで感染が拡大していたイランが34人と多かった。この時点の世界の累計感染者数は、中国が7万8191人、中国外は2918人だった。

その後、中国外での感染者が急増していく。WHOは3月11日、世界的に大流行が起きている「パンデミック」の状態にあると認めた。

イタリアやスペイン、英国など欧州各国で医療体制が崩壊するような感染の大爆発が起きたり、高齢者施設で多数の犠牲者が出たりした。

3月に入ると、ニューヨーク市を中心に米国の一部の州もオーバーシュート状態になった。3月13日、トランプ米大統領は国家非常事態を宣言した。ニューヨーク州をはじめ米国内の多くの州がロックダウン状態になり、経済活動がほとんど停止する。

3月16日、ニューヨーク株式市場の主要企業で構成するダウ工業株平均は、終値で前週末より2997・10ドル下がり、史上最大の下落幅を記録した。米国をはじめ各国の失業率は大幅に上がり、航空機や自動車のみならずさまざまな商品の売り上げが落ちている。経済への損失がどれぐらいになるか、まだ先を見通すのは難しい。

欧州各国の感染者は、厳しいロックダウンの効果などにより、4月以降、減少傾向にある。ロックダウンの緩和で多少、感染者が増えた地域もあるが、ほとんどの国で1日あたりの新規感染者が1000人を切った。しかし、オーバーシュートなどが残した負の影響は大きく、7月現在でも英国やイタリア、スペインなどの人口10万人あたりの死亡者数は日本の50倍以上多く、感染者の致死率は10%を超えている。

一方、米国の感染者数は、人口の多いニューヨーク州では落ち着きつつあるが、経済活動を再開したフロリダ州やアリゾナ州などで感染が急増するなど、7月時点で感染の増加傾向は収まっていない。大統領選挙を控えていることもあり、州ごとのロックダウンの緩和と経済活動の再開のタイミングが政治色を帯びた議論になっている。一般的には共和党の州知事は早期に経済活動を再開し、民主党の州知事は慎重にロックダウンを緩和する傾

①世界の主な国・地域の感染者数と死者数

国	感染者	死者
世界計	1450万8892	60万6206
米国	377万3260	14万0534
ブラジル	209万8389	7万9488
インド	111万8206	2万7497
ロシア	77万0311	1万2323
南アフリカ	36万4328	5033
ペルー	35万3590	1万3187
メキシコ	34万4224	3万9184
インドネシア	8万6521	4143
中国	8万5314	4644
フィリピン	6万7456	1831
シンガポール	4万7912	27
韓国	1万3771	296
オーストラリア	1万2069	123
マレーシア	8779	123
タイ	3250	58
台湾	451	7
ベトナム	383	0
日本	2万5912	988
日本(総数)	2万6631	1001

7月20日現在。感染者の多い7カ国と、日本と往来の多い国・地域。
日本(総数)にはダイヤモンド・プリンセス号などの感染者、同号の死者を含む
出典:ジョンズ・ホプキンス大学、厚生労働省など

向がある。

7月20日現在、世界でもっとも感染者数が多いのは米国、次いで、米国よりも後から感染が拡大してきたブラジルやインド、ロシアなどが続く（表①参照）。6月以降、アフリカ大陸にも感染が広がっている。

中南米や南アジア、アフリカなど発展途上国での流行は、もともと欧米などの先進国に比べて脆弱な医療体制に対して大きな負荷となり、被害を大きくしている。アフリカのコンゴ民主共和国ではエボラ出血熱も流行の兆しがみえるなど、ほかの感染症への対策が必要な国もあり、さらに対応を難しくしている。

日本の「第1波」、三つの局面

日本の感染者は前述のように7月20日現在で2万5912人、死者は988人だ。この感染者の人数には空港検疫で見つかった466人は含まれるが、大型クルーズ船の712人は含まれない。本書では、最初に感染者が見つかった1月から、緊急事態宣言が解除され、都道府県をまたぐ移動の自粛要請や、東京都のライブハウスや接待を伴う飲食店などへの休業要請が全面解除された6月19日までを流行の第1波とする。第1波は、大まかに

1月 16日 神奈川県で国内初の感染者を確認したと厚生労働省が発表
29日 中国・武漢からの帰国者を乗せたチャーター機第1便到着

2月 5日 大型クルーズ船ダイヤモンド・プリンセス号で集団感染を確認
13日 国内初の死者。神奈川県の80代女性
24日 専門家会議が「これから1～2週間が瀬戸際」との見解を示す
26日 安倍首相が大規模イベントの2週間自粛を要請
27日 首相が全国の小中高などに3月2日から春休みまでの一斉休校を要請
28日 北海道が道民に、週末の外出自粛を求める独自の緊急事態宣言

3月 11日 WHOがパンデミックと認定
14日 改正新型インフルエンザ等対策特措法が施行
19日 吉村大阪府知事が3連休での大阪・兵庫間の往来自粛を要請
24日 東京五輪・パラリンピックの延期決定
25日 小池東京都知事が週末の外出自粛を要請
29日 タレントの志村けんさん肺炎で死去

4月 1日 首相が1世帯あたり布マスク2枚の配布を発表
7日 首都圏など7都府県を対象に緊急事態宣言を発出
10日 全国の1日の新規感染者数が最多の700人超
11日 東京都が遊興施設などに休業要請を開始
16日 緊急事態宣言の対象区域が全国に拡大
20日 一律10万円給付などを盛り込んだ補正予算案を閣議決定

5月 3日 国内感染者数が1万5000人突破
4日 緊急事態宣言を全国一斉に5月末まで延長決定
14日 39県で宣言解除
21日 関西圏の3府県で宣言解除
25日 全国で宣言解除

6月 2日 都民に警戒を呼びかける「東京アラート」発令
19日 都道府県をまたぐ移動の自粛が全面解除

7月 22日 東京はじめ各地で新規感染者が急増。観光支援策の
「GO TO トラベル」事業が、東京発着旅行を除外してスタート

②「第1波」での全国の新規感染者と主な出来事

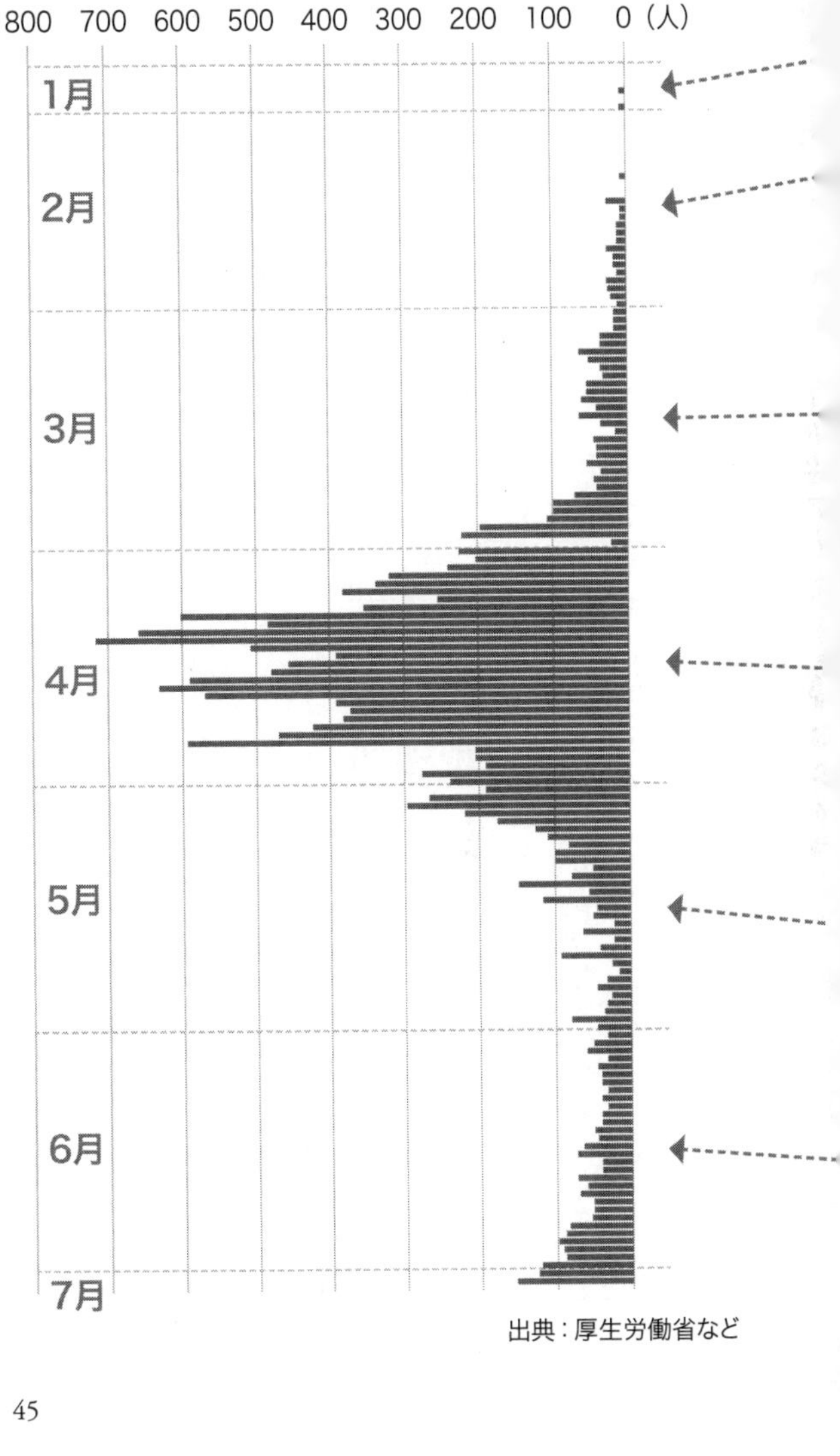

出典：厚生労働省など

三つの局面に分けることができる。

1～3月初旬までの第1段階と、3月中旬～6月中旬の第2段階、そして横浜港に帰港した、大型クルーズ船プリンセス・ダイヤモンド号における大規模集団感染だ。

第1段階では、中国からの旅行者や中国への渡航者から中国由来のウイルスが入ってきて、首都圏や和歌山県、北海道などでいくつかの集団感染が発生した。やがて安倍首相の要請により、全国の小中高校などが一斉休校になった。

第2段階では、オーバーシュートの起きた欧米からの帰国者や欧米への渡航者から欧州由来のウイルスが入ってきて、首都圏を中心に感染者が急増。首都圏などでは医療崩壊寸前になった。緊急事態宣言が出され、外出の自粛や生活必需品を扱う店など以外に休業が要請され、自主的なロックダウン状態になった。自粛により経済活動が大幅に減った。

国立感染症研究所（感染研）が1月から4月16日までに各地の地方衛生研究所などで分析した感染者562人の新型コロナウイルスと、世界各地から報告された4511人分のウイルスの塩基配列を比較した結果からも、国内の流行は、中国・武漢市のウイルスに似たウイルスによって起きた初期の集団感染（第1段階）と、欧米で見つかったウイルスに近い欧州由来のウイルスによって起きた、その後の集団感染（第2段階）に分かれていることがわかる。

感染研の分析によれば、第1段階の中国由来のウイルスは国内では消失していた。つまり、国内では、第1段階の流行は抑え込むことができた。一方、第2段階は、抑え込むことができなかった。その理由については第2章で考察する。

人々の行動を劇的に変えた、志村けんさんの訃報

3月24日、国際オリンピック委員会（IOC）と大会組織委員会は、東京オリンピック・パラリンピックの開催を約1年間、延期することを決めた。

翌25日、東京都の小池百合子知事は会見を開き、「感染爆発・重大局面」を宣言。夜間や週末の不要不急の外出の自粛を要請した。直前の週末は3連休で、天候もよく、多くの人々が外出したり小旅行に出たりしていた。そんな雰囲気の中での小池知事の会見は、やや唐突感をもって受け止められた。しかし、その4日後の3月29日にタレントの志村けん（享年70）が新型コロナウイルスによる肺炎で亡くなると、人々の行動は変化した。志村は直前までテレビ番組などで元気そうに活動していただけに、突然の死に新型コロナウイルスの怖さを身近に感じた人が多かった。4月23日には俳優の岡江久美子（享年63）、4

月末には元首相補佐官の岡本行夫（享年74）が帰らぬ人となった。

4月3日、1日あたりの新規感染者が初めて300人を超えて314人に。その後、3日続けて300人を超え、4月7日、政府の新型コロナウイルス感染症対策本部は、首都圏の東京都と埼玉県、千葉県、神奈川県、近畿圏の大阪府と兵庫県、そして福岡県の7都府県に対し、5月6日までの緊急事態宣言を出した。

緊急事態宣言を出すのは政府だが、具体的にどういった施設に休業や時間短縮を要請するかは都道府県知事が国と協議の上、決める。

7都府県の知事は、カラオケやバー、接待を伴う飲食店（キャバクラなど）、ネットカフェ、パチンコ店などの遊興・遊戯施設、ジムやボウリング場などの屋内運動施設、劇場、美術館や博物館、図書館などの展示施設などに対し、休業を要請した。食料品など日常必需品を売るスーパーやドラッグストアなどを除いた商品を売る店舗にも休業を要請。飲食店には、夜間の営業時間の短縮などを求めた。

政府が企業や事業所に対して「出勤者の7割削減」を求めたことや、学校の休校、保育園や幼稚園が感染予防のために受け入れ人数を制限したことなどから、在宅勤務（テレワーク）への移行が進んだ。

「緊急事態宣言」の発出・解除

感染してから公式に感染者として報告されるまでには、発症して検査を受け、結果を待つといったプロセスがあるため、約2週間の時間差がある。このため、緊急事態宣言が出された4月7日以降も1日あたりの新規感染者の報告数は増え続け、4月12日には最多の714人になった。

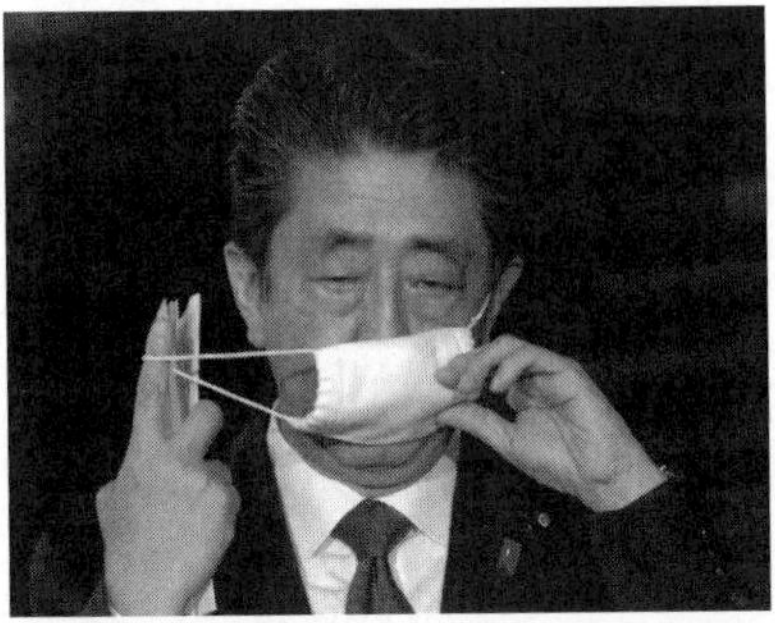

緊急事態宣言を発出する前日、マスクを外して取材に応じる安倍晋三首相＝2020年４月６日。首相官邸

政府は4月16日、7都府県と、クラスターが発生するなどしていた北海道と石川県、茨城県、京都府、愛知県、岐阜県の6道府県を合わせた13自治体を「特定警戒都道府県」に指定。それ以外の34県についても、都市部からの人の移動などによってクラスターが発生している地域があり、4月末から5月上旬にかけての大型連休に例年通りに大勢の人が全国を移動すると感染が拡大する恐れがあるため、全都道

府県を対象に緊急事態宣言を出した。

当初の緊急事態宣言解除予定は5月6日だった。5月4日の新規感染者数は218人と、ピーク時の3分の1以下になっていたが、政府は「医療体制が逼迫している地域がまだある」と、緊急事態の延期を決定した。

5月14日、まず39県で緊急事態宣言が解除され、続いて21日には大阪府など関西の3府県、最後に25日、首都圏の1都3県と北海道で解除された。

大型クルーズ船で何が起きていたか?

日本国内の感染者数には入っていないが、日本の領土内で起きた最大規模の集団感染は、2月初旬に横浜港に帰港した、大型クルーズ船ダイヤモンド・プリンセス号の乗客・乗員の集団感染だった。国内の流行が本格化する前で、日本政府の乗客・乗員に対する検査や隔離をめぐる対策は、世界中から非難を浴びた。しかし、後述する政府の専門家会議のように、日本の第1波の犠牲者が少なかった理由のひとつとして、早い時期にクルーズ船で大規模な対応を経験した点を挙げる人もいる。

ダイヤモンド・プリンセス号は、米カリフォルニア州に本社のあるプリンセス・クルーズ社所有の、英国籍のクルーズ船だ。04年に日本の造船所で建造され、主に日本を起点に、国内や台湾、韓国、香港などを巡るクルーズの旅に利用されてきた。

集団感染が発生したのは、20年1月20日に横浜港を出発し、鹿児島と香港、ベトナム、台湾、沖縄に寄港して横浜に戻るというコースに参加した乗客と乗員だった。

感染がわかったきっかけは、香港政府が新型コロナウイルスへの警戒を強め、疑わしい人を次々に検査していたためだ。1月25日に香港でダイヤモンド・プリンセス号を下船した、香港在住の80歳の男性が30日に発熱し、病院を受診した。男性から採取された検体が検査に回され、2月1日、感染が確認された。香港政府によると、男性は1月10日、中国本土の広東省深圳市に数時間滞在。1月17日に娘2人と来日した。19日ごろから咳が出始めていたが、20日からクルーズ旅行に参加したという。

香港の男性の感染が判明した日、ダイヤモンド・プリンセス号は沖縄から横浜に向かっていた。2月3日夜に横浜港に戻った際、日本政府は乗客や乗員の下船を許可しなかった。横浜港沖に停泊した船に検疫官らが乗り込み、体温測定や、健康状態に関する質問票に記入してもらうなどの健康診断を実施した。健康診断には2日間かかった。

この時点で乗船していたのは、乗客2666人と乗員1045人の合計3711人だった。乗客の国籍は56カ国で、日本国籍の人が1341人と一番多かった。

日本政府は当初、感染のわかった香港の男性と同じバスツアーに参加した乗客や、発熱などの症状のある乗客・乗員についてだけ、検査をする方針だった。まず31人の検査結果が出て、10人の感染がわかった。10人は神奈川県内の病院に搬送された。

残りの乗客・乗員は全員、感染者と接触して感染している可能性があるとして、健康観察のため14日間の検疫（隔離）の対象となった。政府は船上で隔離すると決めた。3700人以上を下船させた場合に、隔離する施設を手配するのが困難だったからだ。当時、中国・武漢市から政府のチャーター便で帰国した828人の隔離施設すらなかなか見つけられずに苦労していた。クルーズ船上で約3700人を隔離するためには日々の食事の提供などが必要で、乗員の一部は船上隔離中も勤務を続けた。

高齢者の薬がなくなる――

「しんこく　くすりぶそく」

隔離が始まって3日目の2月7日。船上の乗客が、クルーズ船が停泊する埠頭《ふとう》に集まった報道陣に見えるように、大きな日の丸の旗に文字を書いて掲げ、訴えた。

感染研によると、乗客・乗員を合わせた乗船者の58％は60歳以上、33％は70歳以上だった。千人余の乗員に高齢者はいないと考えられるため、乗客の半数近くが70歳以上だったとみられる。糖尿病や高血圧など、毎日、服薬の必要な持病のある乗客が大勢いた。もともとの旅行計画では2月4日は横浜港で下船することになっていたため、持参した薬の予備が底をつきかけていた人が多く、船内の診療所にあった薬だけでは足りなかった。

厚労省によると、乗客の要望を受け、2月6日には78人分255品目の薬、7日には69人分163品目の薬を届けたが、さらに数百人規模で薬の要望が出ていたという。船上には、2月5日から検疫官のほかに医療や薬事、感染対策の対応チームが厚労省から派遣されていたが、検査のための検体採取や、船上で具合の悪くなる人の診察などで人手が足りなかった。薬が届いても、乗客ごとに正確に分けられる人がいなくて届けるまでに時間がかかった。

船内には窓の無い船室もあった。長時間、部屋にこもっているうちに体調を崩す乗客もおり、船から病院に救急搬送された乗客もいた。

2月4日に最初の10人の感染が確認された後、翌日にはさらに10人、翌々日には41人と、クルーズ船上に足止めされている乗客の中で次々と感染者が増えていった。

日本政府は当初の方針を変更し、検査対象を、重症化の恐れのある80歳以上の高齢者や、糖尿病や心臓疾患といった持病のある人にも広げた。それでも感染者の増加は止まらず、船内の人々の不安は募った。船上からソーシャルネットワークなどで船内の様子を世界に発信する乗客も少なからずおり、日本政府の対応に、「クルーズ船は感染者の培養器になっている」「早く、乗客を下船させろ」「全員を検査しろ」などと国内外から批判の声が上がった。

厚労省現地対策本部が設置されたのは2月11日だ。この日になってようやく、全乗客・乗員に対し、検査を実施することになった。

2月14日以降、乗客・乗員のうち、感染者の濃厚接触者ではない持病がある人や高齢者は、検査で感染していないことが確認されていれば、政府の準備した隔離施設に移動することができるようになった。全体の下船が始まったのは、14日間の隔離期間が終わった2月19日以降だ。検査で感染していないことが確認された人から順次、下船が始まり、全乗客・乗員の下船が終わったのは3月1日だった。

その間、2月16日から3月1日にかけ、アメリカやオーストラリア、カナダなど13カ国がチャーター便などで自国民を帰国させた。

厚労省によると、7月18日現在で乗客・乗員3711人中712人（約19%）が感染し、13人が死亡した。感染研によると、発熱などの症状を訴えて船内の常設診療室を受診する人が、横浜港に帰港する数日前から増えていた。症状の出始めた日がわかっている感染者163人の発症日は、横浜港に到着して1週間以内が大半だった。感染してから発症するまでの潜伏期間を考えると、横浜港に到着する前に感染した人が大部分で、横浜港に停泊して隔離の始まった後に、隔離中の感染防御策が不十分で感染してしまった人はほとんどいないという。

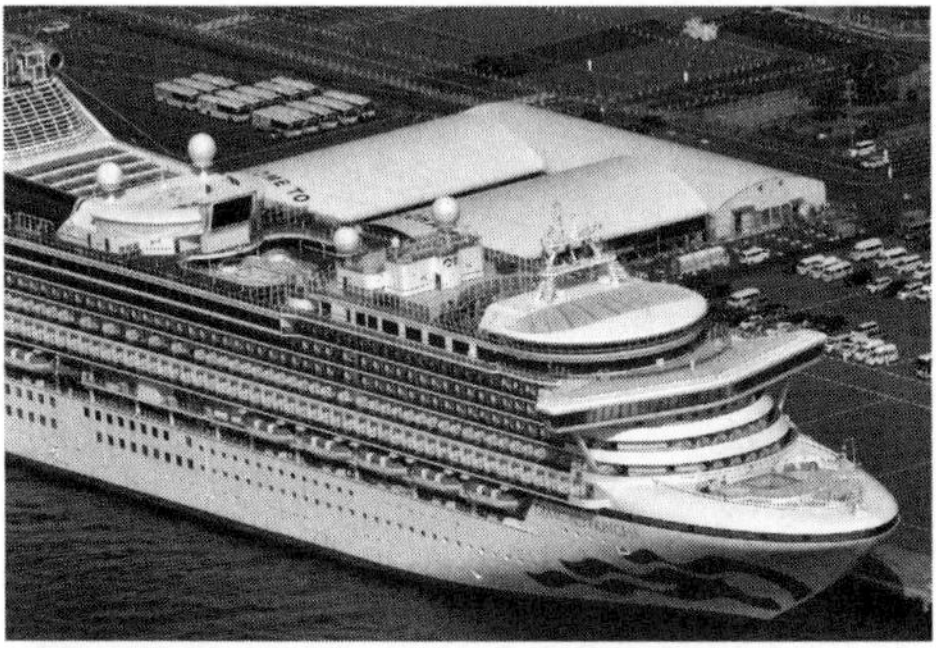

乗客の下船が始まった大型クルーズ船ダイヤモンド・プリンセス号。左後方に、待機している移送用のバスが見える＝2020年２月20日。横浜港・大黒埠頭

しかし、発症日がわかったのは感染者712人のうち163人だけだ。しかも、14日間の船上隔離を終え、検査で陰性、つまり感染していないと診断されて帰宅した後に症状が出るなどして感染が判明した人が複数いる。最初にわかったのは栃

木県の60代女性だ。2月19日に下船した後、21日に熱が出て、22日に感染が確認された。横浜帰港の2週間後の2月20日に、チャーター便でオーストラリアに帰国してから発症した人もいた。こういった事実を考慮すれば、隔離中に感染した人が、大勢ではないにしてもいた可能性は高い。

厚労省と感染研は、船上隔離中に感染は広がっていないという立場だった。このため、下船が始まった当初は、船上で14日間の隔離を終えた人は公共交通機関で帰宅しても構わないとしていた。しかし、栃木の女性の帰宅後の感染発覚を受け、下船者は公共交通機関を使わないよう呼びかける方針に転換せざるを得なかった。

クルーズ船だけではない海上の問題点

もともとクルーズ船は急性呼吸器感染症が集団発生しやすい環境だ。過去にインフルエンザの集団感染が起きたこともある。閉じた空間で、毎日のように大勢が集まって開催されるダンスパーティーやマジックショーなどのイベント、ビュッフェ式レストランでの食事などを介し、感染が広がりやすい。

ダイヤモンド・プリンセス号には千人以上の日本人が乗船していたため、日本政府は入港を認めざるを得なかった。しかし、日本人乗客の少ないクルーズ船に対しては入港を拒否した。クルーズ船の入港拒否は日本に限らない。多くの国が、新型コロナウイルスの水際対策の一環としてクルーズ船の寄港を拒否した。

ダイヤモンド・プリンセス号より少し前の1月16日にシンガポールを出港し、タイなどを訪問していたウエステルダム号は、感染者が増え始めていた香港に寄港したために、日本や台湾、タイ、シンガポール、フィリピンなどに次々と寄港を拒否された。2週間近く洋上をさまよった後、ようやくカンボジアに寄港を許され、乗客は下船できた。

3月になって中南米を回っていたザーンダム号は、船上で新型コロナウイルスが強く疑われる症状で4人が死亡し、複数の乗客に風邪のような症状が出た。しかし、中南米の国々から寄港を拒否されて乗客を下ろす港が見つからず、クルーズ船運航会社は船上の人口密度を下げるために別のクルーズ船を出して乗客を2組に分けざるを得なかった。乗客に米国人が大勢いたため、最終的に米フロリダ州で乗客を下船させることができた。

クルーズライン国際協会によると、クルーズ船ツアーに参加する人は過去10年で急増している。09年に世界で1780万人だった参加者は19年には3100万人になった。しかもクルーズ船は年々、大型化する傾向があり、いまや5000人以上が乗船できる船もある。クルーズ船上で感染が発生した場合の対応は、今後のパンデミック対策で大きな課題になるとみられる。

各国の水際対策の影響を受けたのはクルーズ船だけではない。貨物船では、乗員の上陸や交代を拒否する国が相次いだ。このため交代時期が来ても船を離れることができず、ずっと海上で働き続けている乗員が6月時点で約15万〜20万人程度いたとみられる。6月8日には国際労働機関（ＩＬＯ）の事務局長、同月12日には国連の事務局長が、「海上輸送は世界の貨物輸送の8割を占めており、海上輸送にかかわる労働者はエッセンシャル・ワーカーである」「4カ月以上にわたって海上で働かざるを得ないというのは人道上の問題である」として、各国政府に乗員の上陸や交代を認めるよう求めた。

マグロ漁にも影響が及びそうだ。南アフリカ・ケープタウン沖では例年、4〜7月にかけてミナミマグロ漁の最盛期を迎える。ＮＨＫによると、6月15日時点で、静岡県の焼津漁業協同組合に所属する2隻のマグロ漁船の乗員が南アフリカに入国や上陸が許されず、必要な乗員の交代や補充ができないために、ケープタウン港に2カ月以上、停泊したままになっていて、漁ができない状態だという。

第2章　新型コロナウイルスとは

7番目の「太陽コロナ」

新型コロナウイルスは、コロナウイルス科オルソコロナウイルス亜科の一種だ。ブタ伝染性胃腸炎ウイルス、イヌコロナウイルス、ネコ伝染性腹膜炎ウイルス、コウモリコロナウイルス、ウマコロナウイルス、ニワトリ伝染性気管支炎ウイルス、シロイルカコロナウイルスなど、同亜科には多くの種類のウイルスが属している。しかしその中で、ヒトに感染するものはこれまで6種類しかなかった。新型コロナウイルスが7番目になる。

ヒトに感染するうち4種類（ヒトコロナウイルス229E、NL63、HKU1、OC43）は、発熱や鼻水などふつうの風邪の症状を引き起こす。人間社会に蔓延しており、感染研などによると、風邪の15～20％がこの4種類で起きているという。とくに6歳以下の子どもがよく感染する。感染しても、重症化することはほとんどない。

5番目に見つかったのが重症急性呼吸器症候群（SARS）ウイルス（SARS－CoV－1）だ。前述したように02～04年にかけて8112人が感染し、774人が重い肺炎などで死亡した。致死率は9・5％だった。感染しても症状が出ない不顕性感染はあったが、不顕性感染でも発症前の潜伏期でも、SARSウイルスは症状の無い人からはほかの人にほとんど感染しなかった。このため、封じ込めが成功しやすく、04年4月以降は感染が報告されていない。

6番目に見つかったのが中東呼吸器症候群（ＭＥＲＳ＝マーズ）ウイルス（ＭＥＲＳ－ＣｏＶ）だ。12年にサウジアラビアで初めて感染が報告された。ＷＨＯによると19年11月現在、27カ国から２４９４人の感染者が報告されており、肺炎などによる死者は８５８人、致死率は34・４％になる。感染の８割がサウジアラビアで起きている。12年以降、毎年、数百人が感染しているが、多くは院内感染で、大規模な市中感染が起きたことはない。

新型コロナウイルスのゲノムはＳＡＲＳウイルスと75～80％の相同性がある。このため、前述したように、国際ウイルス分類委員会はＳＡＲＳウイルスと異なる種類とは認定せず、2番目に見つかったＳＡＲＳウイルスの仲間、という意味で「ＳＡＲＳ－ＣｏＶ－２」と命名した。ゲノムは似ているが、ウイルスによる病態はＳＡＲＳとはだいぶ異なる。ＷＨＯは、新型コロナウイルスによって引き起こされる病気、「新型コロナウイルス感染症」を「ＣＯＶＩＤ－19」と命名した。

「コロナ」はラテン語で王冠を意味する。コロナウイルスを電子顕微鏡で観察すると、球状で、表面にずらっと突起（スパイク）が出ている。見た目が王冠や、太陽のコロナ（太

③新型コロナウイルスの構造

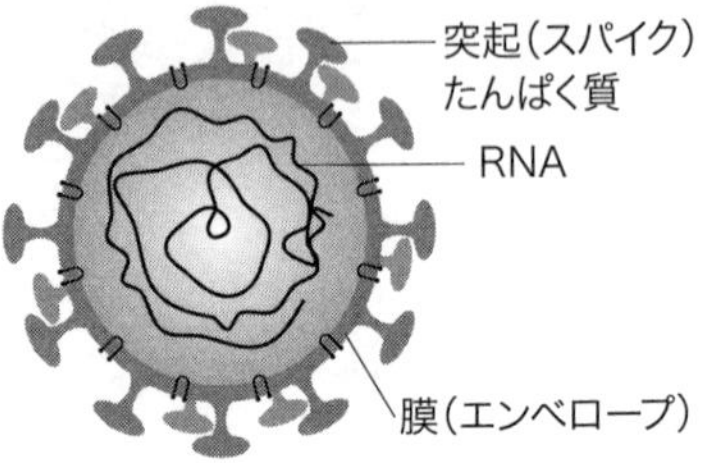

陽の周囲にある希薄なガス層）に似ていることから、コロナウイルスと命名された。

コロナウイルスは「外被膜（エンベロープ）」と呼ばれる膜で覆われている（図③参照）。膜は脂質やたんぱく質などでできており、せっけんやエタノールなどによって破壊される。膜が破壊されると、ウイルスは感染性を失う。このため、エンベロープのないノロウイルスなどに比べ、消毒用アルコールなどによる消毒の効果が高いとされている。

ＳＡＲＳウイルスもＭＥＲＳウイルスも新型コロナウイルスも、オルソコロナウイルス亜科の中の、β（ベータ）コロナウイルス属に分類される。いずれも、もとは動物に感染していたウイルスが、ヒトに感染するようになったと考えられている。もともとヒトにも感染できるウイルスを動物がもっていたのか、それとも動物のウイルスの遺伝子に変異が起きてヒトに感染するようになったのかは不明だ。

感染研などによると、ＳＡＲＳウイルスの自然界における感染対象（自然宿主）はコウモリの1種、キクガシラコウモリだ。ただし、キクガシラコウモリから直接、ヒトに感染したのではなく、中間宿主としてハクビシンが介在したと考えられている。

MERSウイルスは、元来はコウモリが自然宿主だったと考えられているが、ヒトに感染するのはヒトコブラクダからだ。幼弱なヒトコブラクダが感染すると、軽い風邪の症状が起きるという。

突き止められない「中間宿主」

19年秋ごろに登場したとみられる新型コロナウイルスの発生源はいまのところわかっていない。当初、中国当局は、武漢市の華南海鮮卸売市場が発生源の可能性が高いと公表していたが、その後の調査で否定された。市場の内部からは新型コロナウイルスの遺伝子の断片が見つかったが、売買されていた動物などからは見つからなかったからだ。

中国を中心にした多くの研究チームによって、新型コロナウイルスのゲノムの塩基配列と、さまざまな動物に感染しているコロナウイルスの塩基配列を比較する研究が行われている。中国科学院武漢ウイルス研究所のチームは1月下旬、13年から保管してあった、キクガシラコウモリの1種から分離したコロナウイルスのゲノムを解析して公表した。コウモリコロナウイルスＲａＴＧ13と呼ばれるウイルスのゲノムの塩基配列は、新型コロナウイルスの塩基配列と約96％一致していた。しかし、新型コロナウイルスのゲノムはウイルスにしてはサイズが大きく、約３万塩基でできており、４％が変化するには、遺伝子の変化スピードを考えると50年間ぐらいかかるという。このため、もとの自然宿主はコウモリだとしても、ヒトに感染するまでには中間宿主がいたのかもしれないと考えられている。

当初から中間宿主の候補に挙がっていたのが、センザンコウと呼ばれるほ乳類動物だ。希少で、中国への輸入は禁止されているが、漢方や料理の材料として密輸が絶えない。南中国農業大学など複数の中国の研究チームが、マレーシアから密輸されたセンザンコウを調べたところ、新型コロナウイルスとゲノムが90％以上同じウイルスが見つかった。この相同性のレベルでは、センザンコウが中間宿主とは結論づけられないが、可能性は否定はできないと研究者たちはみている。

センザンコウ以外にも中間宿主を見つけようと、さまざまな研究が行われている。中国・洛陽市にある国立獣医学研究センターなどの研究チームは、新型コロナウイルスに対する抗体の有無を調べることで、中間宿主の可能性を検証する調査を行った。家畜として飼われているブタやウシ、ヒツジ、ウマ、ニワトリ、カモ、アヒルに始まり、ペット動物のイヌやネコ、実験動物のマウスやラット、野生動物のパンダやラクダ、キツネ、クジャク、アルパカなど35種類の1914検体の血清を調べた。しかし、抗体はひとつも見つからなかった。

感染源がわかればより根本的な感染予防対策を取ることができるかもしれないと、感染源を探る調査は続いている。

新型コロナが強毒化する「変異」の可能性は?

今後、新型コロナウイルスが変異して、病原性が高くなったり、いまよりさらに感染力が強くなったりするかどうかはわからない。しかし、SARSウイルスのようにヒトの世界から消えない限り、可能性はある。

コロナウイルスのゲノムはRNAでできている。ゲノムがDNAのウイルスよりも、RNAウイルスの方が変異が起きやすい。RNAそのものがDNAより不安定であることと、RNAウイルスの多くは、感染した宿主の中で増殖する際に、RNAの複製ミスが起きても、修復する機能が備わっていないものが多いからだ。その点、コロナウイルスは、複製ミスを修復する機能をもっているので、もたないRNAウイルスよりは変異が起きにくい。

米フレッド・ハッチンソンがん研究センターによると、同じRNAウイルスのインフルエンザウイルスと比べて、コロナウイルスの変異の起きる速度は2分の1から4分の1程度で、1カ月あたり1～2カ所の塩基に変異が起きる程度の速度だという。

研究者は、どこまで追いつめているのか？ 空気感染は？

コロナウイルスがヒトに感染する際、ウイルスの表面にある突起たんぱく質と、ヒトの細胞の表面にあるたんぱく質が結合する。そうして初めて、ウイルスはヒトの細胞内に入ることができる。この、ヒトの細胞の表面にあるたんぱく質を「受容体」と呼ぶ。受容体の種類はコロナウイルスの種類によって異なる。新型コロナウイルスの受容体はアンジオテンシン変換酵素2（ACE2）で、SARSウイルスの受容体と同じだ。ACE2は、肺や上気道、心臓、消化器、血管、腎臓、嗅覚に関係する細胞などに存在する。

受容体が共通なのに、SARSと新型コロナウイルスの症状がだいぶ異なる理由のひとつを説明する論文が6月、英ブリストル大学と独ミュンヘン工科大学の研究チームから、学術誌への公式掲載前の論文を載せるサイトに投稿された。

新型コロナウイルスは、一定の条件のもとではスパイクたんぱく質の一部が「ニューロピリン1」というヒトの細胞の表面にあるたんぱく質に結合し、ヒトの細胞に入ることができるという。つまり、ACE2以外にも受容体があるという。ニューロピリン1たんぱく質は、ヒトの血管内皮や肺の細胞、免疫に関係する細胞、嗅覚に関する細胞にもある。

新型コロナウイルスの感染は、SARSやMERSと同じように、感染した人から出る飛沫を浴びたり、飛沫のついたものを触ったりして広がる。まだ結論は出ていないが、飛沫よりももっと小さい微粒子（飛沫核）が咳やくしゃみ、声を出すことなどで飛び散り、飛沫核が空中を浮遊して空気感染する可能性もある、と主張する研究者もいる。7月6日には、世界の239人の研究者が連名で、空気感染の可能性を示唆する研究やデータが増えているため、部屋の換気など空気感染を前提とした対策を強化すべきだという公開書簡を発表した。これを受けたWHOは、主な感染経路は飛沫感染と接触感染ではあるものの、屋内で合唱の練習をするなど特定の環境では空気感染の可能性もあるとしている。

感染の初期には、ウイルスが上気道で盛んに増殖することがわかってきた。唾液や鼻水などの飛沫にウイルスが大量にまじりやすいので、ほかの人に感染させやすく、対応を難しくしている。一方、唾液にウイルスがかなり含まれているため、鼻に綿棒を入れて検体を採取しなくても、唾液を検査に使えるという、対応をやりやすくする側面もある。

潜伏期間は人によって異なる。米ジョンズ・ホプキンス大などによると2～14日で、平均は5～6日だという。

世界各地からの報告で、新型コロナウイルスは、感染してもまったく何も症状が出ない、不顕性感染がかなり多いとわかってきた。症状が出ないと検査を受けないことが多いので、正確にはどの程度の比率で不顕性感染が起きているのかはまだわかっていない。厚労省によると、ダイヤモンド・プリンセス号では、感染者712人のうち不顕性感染とみられる人は310人（43・5％）いたという。また、中国・武漢市で5月中旬から約20日間かけて、6歳以上の全市民約990万人を対象に実施された検査では、見つかった感染者300人全員が不顕性感染だったという。

中国やシンガポールなどの研究チームの疫学調査によって、不顕性感染の人も、いずれ症状が出る人でも発症より2日ほど前から、ほかの人にうつす可能性があるとわかっている。この点はSARSと異なり、感染拡大を防ぐ対策を難しくしている。

味覚・嗅覚の異常は患者の3割か

厚労省によると、7月15日時点の感染者を年代別にみると、10歳未満は409人、10代は655人と少ない。それ以上の年代は、20代（4987人）、30代（3650人）、40代（3236人）、50代（3210人）、60代（2143人）、70代（1882人）、80代以上（1968人）と、20代、30代がやや多いものの、ほかの年代も感染している。

感染研が分析した国内の感染者1万7292人の症状は、発熱（74・4%）や咳（42・6%）、咳以外に鼻水やたん、のどの痛みや息苦しさなどの急性呼吸器症状（8・8%）がみられた。重い肺炎を起こした人は6・8%だった。強い倦怠感を感じる人も少なくない。また、匂いや味がわかりにくくなる嗅覚異常や味覚異常が出る人も多く、イタリアの報告では約3割の患者が経験したという。SARSでは7割の人にみられた下痢といった消化器症状のあった人は、日本国内では1割未満だったが、米国では2割程度にみられるという。また、発生頻度は高くないものの、若くても血栓（血の塊）ができて、脳梗塞を起こしたり血管内皮に炎症が起きたりすることがある。

症状の重篤化は、感染者の2割

厚労省の「診療の手引き第2・2版」によると、感染者の8割程度は軽症で、症状が出てから1週間程度で治る。残りの2割は呼吸困難になるなど肺炎の症状が悪化し、そのうちの4分の1程度の人が人工呼吸器が必要になるなどして集中治療室での治療が不可欠になるという。

7月現在、新型コロナウイルスに特化した薬がないため、治療は基本的には症状を改善するための対症療法になる。軽症の場合、何も治療はせず、安静にして体力を回復させ、経過を観察することが多い。重症の場合、呼吸困難が起きていれば人工呼吸器などを使って呼吸を補助したり、炎症が起きていれば炎症を抑える薬を投与したりすることもある。

重症化する可能性が高いのは、まずは高齢者だ。65歳以上は、集中治療室での治療や人工呼吸器を使った治療を受ける人の割合が増え、致死率も高くなるという。厚労省によると、7月15日までの感染者2万2234人の分析では、0～49歳までの致死率は0・5％未満だが、50代は1・0％、60代は4・7％、70代は14・2％、80代以上は28・3％だった。

ただし、米国では、若い成人も入院治療が必要になるほど重症化することがあるという。ジョンズ・ホプキンス大によると、米国の新型コロナウイルスによる入院患者の20％、集中治療室で治療を受ける患者の12％は、20～44歳だという。

糖尿病や心臓、血管の病気、慢性閉塞性肺疾患（COPD）など慢性の呼吸器疾患、高血圧、がんといった基礎疾患のある人や喫煙歴のある人も重症化リスクが高い。また、米国では、BMI30以上の肥満の人もリスクグループとされている。

長引く後遺症も?

少数ではあるものの、比較的年齢が若く、持病もないのに突然、重症化し、亡くなる人もいる。従来の肺炎との違いとして、肺炎が起きていても本人が息苦しさを感じない場合がある、という点が国内外の医師らから指摘されている。診察室では問題なく医師の質問に答えていたのに、診察室を出たらいきなり呼吸困難に陥り、人工呼吸器が必要になった患者の報告もある。

そういった患者を早く見つけるには、CTなどによる画像診断や、血中の酸素飽和度のモニターが重要だと考えられている。ただし、それだけでは見つけきれず、何かほかにも重症化因子や重症化の予兆があるのではないかと考えられている。

欧州の研究チームが、イタリアとスペインの病院に重症化して入院した1980人と、軽症患者や健康な人約2300人のゲノムを比較したところ、A型の人はほかの血液型の人よりも5割ほど重症化しやすく、逆にO型の人は5割ほど重症化しにくかったという。

しかし、日本ではA型が全体の4割と一番多く、逆にイタリアではO型が5割近くで一番多い。血液型で重症度が違うのかどうかはまだわからない。

肺炎などから回復した後も、後遺症が続く人のいることがわかってきた。イタリアのジェメリ大学病院の医師らが7月、米医師会雑誌で発表した調査結果によると、退院した患者143人のうち退院約2カ月後に後遺症が無い人は約13％だけだった。53％には疲労感が残っており、43％には呼吸困難があった。関節痛（27％）や胸痛（22％）を感じている人もいた。44％の人が、感染前よりも生活の質が下がったと回答した。香港大学などの調査によると、SARSの場合にも、感染から3年経っても4割の人が慢性的に疲労を感じるなど後遺症の長引く人がいたという。肺炎が起きると、肺の組織が線維化するのが一因と考えられている。厚労省は8月にも研究班を立ち上げ、新型コロナウイルスの退院患者2000人について、後遺症の実態調査を実施する。

感染者のうち亡くなる人の比率を表す致死率は、国によってかなりばらつきがある。検査件数が多い方がより軽症な患者も感染者数に入るため、必ずしも実態を正確には比較できないが、大まかな傾向は把握できる。ジョンズ・ホプキンス大によると、7月19日時点でシンガポールの致死率は0・1％と世界でもっとも低く、イエメンが28・2％でもっとも高い。次いで高いのがベルギー（15・5％）や英国（15・4％）、イタリア（14・4％）、フランス（14・3％）だ。日本は4・2％で、ドイツ（4・5％）や米国（3・9％）に近い。

小児の感染が少ない理由

日本小児科学会によると、世界的にみて小児は成人に比べ、感染が少ないという。7月15日時点で10歳未満の感染者は国内全感染者の1・8％、10〜19歳は2・9％だった。海外でも同じように少なく、米国では18歳未満の感染者は全体の6・5％だったという。

子どもの感染者が少ないのは、多くの国で学校が休校になっていたからだけではなさそうだ。1月下旬にフランスのリゾート地で起きた集団感染では、9歳の男子も感染した。男子は新型コロナウイルスのほかにピコルナウイルスとインフルエンザウイルスにも感染していた。集団感染がわかった後、学校で接触した児童たちを調べたところ、インフルエンザに感染していた児童は23％、ピコルナウイルスに感染していた児童は12％いたものの、新型コロナウイルスに感染していた児童はいなかった。ほかのウイルスに比べて、新型コロナウイルスは小児に感染しにくいのかもしれない。

小児に感染しにくい理由のひとつは、ウイルスがヒトに感染する際にまず結合する、ヒトの細胞の表面にあるたんぱく質、受容体の量に関係しているかもしれない。米マウント・サイナイ大学の研究チームが、米国の医学会雑誌に次のような論文を発表している。15～19年に別の目的で同大学で検診を受けた4～60歳の305人の鼻腔内の上皮細胞から採取した遺伝子解析結果を改めて分析し直したところ、新型コロナウイルスの受容体、ACE2の遺伝子の発現量が、年齢が若くなればなるほど少なく、統計学的に有意な差があった。受容体が少なければ、ウイルスも感染しにくい。

小児はこれまでのところ、成人に比べ、感染した場合でも症状が軽く、死亡例も少ない。ただし、中国の上海小児医療センターなどが発表した小児の感染例2143人の分析では、1歳未満の乳児の場合、重症の割合が1割を超えていた。また、10歳以下も数%は重症だったので、小児がまったく重症化しないわけではない。

また、独シャリテ大学病院の調査によると、子ども自身は症状があまり出なかったり軽かったりしても、排出しているウイルス量は成人とそれほど変わらない可能性があるという。そのため、子どもから重症化しやすい高齢者らにうつらないよう、注意が必要かもしれないとしている。

第3章　犠牲者が少ない日本の「ミステリー」

「こっそりと忍び寄るウイルス」

感染症は、感染源であるウイルスや細菌と接しなければ感染しない。ワクチンがあるなら、事前にワクチンを接種すれば、病原体に接触しても感染しない、もしくは症状が出ない、あるいは症状が軽くてすむ。

新型コロナウイルスの場合、２０２０年7月現在でまだワクチンができていないため、できるだけ感染している人と接したりウイルスが付着したものに触ったり換気の悪い屋内に長時間、大勢でいたりしないようにして、感染を防ぐしかない。

前述したように、新型コロナウイルスの感染経路は主に飛沫感染と接触感染だ。感染している人が咳やくしゃみをしたり、大声で話したり、大きな声で歌ったりする際に飛び散る、ウイルスの含まれる唾液や鼻水の飛沫を浴びたり、飛沫がくっついたものを触った手で自分の口や鼻、目を触ったりすることで感染する。空気中を漂う、ウイルスを含んだ飛沫の数分の1以下のサイズの微粒子（飛沫核）によって感染する、エアロゾル感染（飛沫核感染）も起きているだろうと考える専門家が少なくないが、まだ結論は出ていない。ちなみに、英語では、エアロゾル感染と「airborne transmission（空気感染）」はほぼ同じ意味で使われる。また、ウイルスが便にも排出されることもわかっている。

感染した人と接しないようにするのはなかなか難しい。不顕性感染がかなりあるとみられるからだ。本人も周囲の人も気がつかないうちに感染が広まる可能性がある。また、症状が出る人でも、症状が出る2日ほど前から、ほかの人を感染させるぐらいのウイルスを排出することもわかってきている。

「ステルス・ウイルス（こっそりと忍び寄るウイルス）」。押谷仁・東北大学教授（ウイルス学）は、新型コロナウイルスをこう表現する。

感染を防ぐには、人との距離を十分に取るフィジカルディスタンシング（物理的距離の確保。ソーシャルディスタンシング〈社会的距離の確保〉と同じ意味）や、もし自分が感染していた場合にできる限り飛沫を飛ばさないよう他の人のいる場ではマスクをする、どこにウイルスが付着しているのかわからないのでこまめに手を洗う、といった一人ひとりの個人的な対策がまず欠かせない。

同時に、政府や自治体、企業などによる組織的な対応も必須だ。検査体制や医療体制を準備するのは当然として、海外で大流行していて国内では感染数がそれほど多くない場合の、国内への流入をなるべく減らすための検疫や入国制限といった水際対策は、一定の効果が期待できる。

流行の初期や、流行が収束してきた感染者数の少ない時期には、感染が判明した人がそれ以上、ほかの人に感染させないように病院や自宅などに隔離するほか、感染者に濃厚に接触して感染した可能性のある人を探し、感染の有無を確認し、潜伏期間中は自宅待機などをしてもらって二次感染や三次感染を防ぐという対策も重要だ。こういった対策は積極的疫学調査、あるいはクラスター対策と呼ばれる。

感染者が増え、流行規模が大きくなってきた状況では、集団的なソーシャルディスタンシングとして、大勢が集まるイベントの制限、人々の移動や外出の制限、経済活動の制限、休校などといった措置を総合的に取るロックダウンも選択肢のひとつになる。

「流行の山」を、ガンガンたたけ

インフルエンザが毎年、流行するように、呼吸器感染症は封じ込めて完全に無くすことが難しい。一因は、ウイルスがのどや鼻の中、肺で増殖するので、咳やくしゃみだけでなく、歌を歌ったり、しゃべったりするだけで感染者の体外に出てくるため、大勢の人にとって感染の機会が多いからだ。これが、血液などの体液を介して感染するエボラ出血熱や

ＨＩＶ（エイズウイルス）などの場合は、感染者の血液や体液に触れなければ感染しないので、その機会は限られ、感染を防ぐ対策も的を絞って行いやすい。

呼吸器感染症であるＳＡＲＳを封じ込めることができたのは、ＳＡＲＳウイルスが上気道（のどや鼻）よりも下気道（肺）で増殖しやすかったため比較的ウイルスが体外に出てきにくかったことや、症状のない感染者はほかの人に感染させることがほとんどなかったこと、そして不顕性感染がそれほど多くなかったので感染者を特定して隔離しやすかったからだ。呼吸器感染症の中で、ＳＡＲＳのような成功例は例外的だ。

このため、新型コロナウイルスに限らずインフルエンザなど呼吸器感染症のパンデミックや大流行が起きた際には、感染をゼロにすることではなく、感染者が短期間のうちに急増して医療崩壊を招きかねないアウトブレークやオーバーシュートの状態にならないよう、感染者数を一定程度に抑え込むことを感染対策の目的にするのが一般的だ。

合計で同じ感染者数になったとしても、短期間に集中するのと、長期間に分散するのとでは、検査を含めた医療体制への負荷はまったく異なる。ある時点で治療の必要な患者数に対し、医師や看護師ら医療従事者の数や、病床数、人工呼吸器など医療機器の数が不足すれば、医療体制に余裕のある時なら救える命も救えなくなってしまう。

また、感染者のうちの一定の割合の人は重症化して死亡する。このため、感染の大爆発を起こさないだけでなく、できるかぎり感染者数を抑制することにより、死亡者の実数も抑えられる。

政府の新型コロナウイルス感染症対策専門家会議（7月3日以降は「新型コロナウイルス感染症対策分科会」に移行）が会見などで何度も見せて説明していた、感染拡大の山をなるべく低くするという概念図は、この目的を説明していたものだ。達成できたかどうかは別にして、スウェーデンなどごく一部の例外を除く、世界中のほとんどの国が新型コロナウイルス対策における目的に掲げている。

世界で1000万人以上が閲覧し、日本語を含めて37カ国語に翻訳されている元コンサルタントのトマス・プエヨのブログ「コロナウイルス：ハンマーとダンス（Coronavirus: The Hammer and the Dance）」で説明しているのも、原則としてはこの概念だ。意訳すれば、いま流行の山をハンマーでガンガンたたいて低くすれば、大勢の命が救われ、近い将来にはダンスをしていられる。だから、いま厳しい対策をとろう、という趣旨だ。プエヨが「ハンマー」にたとえているのは、大規模なロックダウンなどの厳しい対策だ。

「集団免疫」を目指したスウェーデンの結果は？

ところで、スウェーデンは「集団免疫」の獲得を目指している。集団免疫は、国民の6割程度が感染して免疫をもてば、自然に感染拡大は収まるだろうという予測のもとに、外出制限などの厳しい対策を取らない戦略だ。国民の6割ではなく、4割でも集団免疫の効果が期待される、というシミュレーションも出ているが、どの程度の集団免疫が必要なのかはまだわかっていない。

集団免疫が確立する過程では大勢が感染し、その分、重症化して死亡する人数も増える。欧州では当初、英国やオランダも集団免疫を目指していたが、死亡者の増加に国民から批判が出て、ロックダウンなどの厳しい対策に転換した。英国では、当初、「我々は集団免疫を目指す」と宣言して学校の休校などを拒否していたボリス・ジョンソン首相自らが感染し、集中治療室に入院して治療を受けた。

7月17日現在、スウェーデンの人口10万人あたりの死者は54・92人、英国は67・99人、オランダは35・73人だ。オーバーシュート状態になって医療崩壊したイタリア（57・95人）やスペイン（60・82人）を除いたほかの欧州諸国に比べ、どちらかと言えば高めになっている。

なぜ日本は犠牲者が少ないのか?

6月までの新型コロナウイルス第1波において、日本は「感染の山を低くする」ことに成功したと評価できるだろう。その結果、前述したように、日本の人口10万人あたりの死者数は世界的にみて少ない状態だ。ちなみに、ここで書いている「第1波」は、日本にとっての第1波であり、ほかの国には当てはまらない。

米ジョンズ・ホプキンス大によると、7月17日現在、日本の人口10万人あたりの死者は0・78人だ。ベルギー(同85・76人)や前述の英国やスペイン、イタリア、フランス(45・00人)、米国(42・29人)といった欧米先進国に比べ、けた違いに少ない。

ただし、アジアやオセアニア諸国・地域の中では、日本がとくに少ないというわけではない。台湾(0・03人)やタイ(0・08人)、中国(0・33人)、マレーシア(0・39人)、ニュージーランド(0・45人)、オーストラリア(0・46人)、シンガポール(0・48人)、韓国(0・57人)など日本よりも少ない国が複数ある(図表④参照)。

これらの国々・地域は、「はじめに」で触れたように、開始時期や程度の差はあるが、

④ 人口10万人あたりの死者数

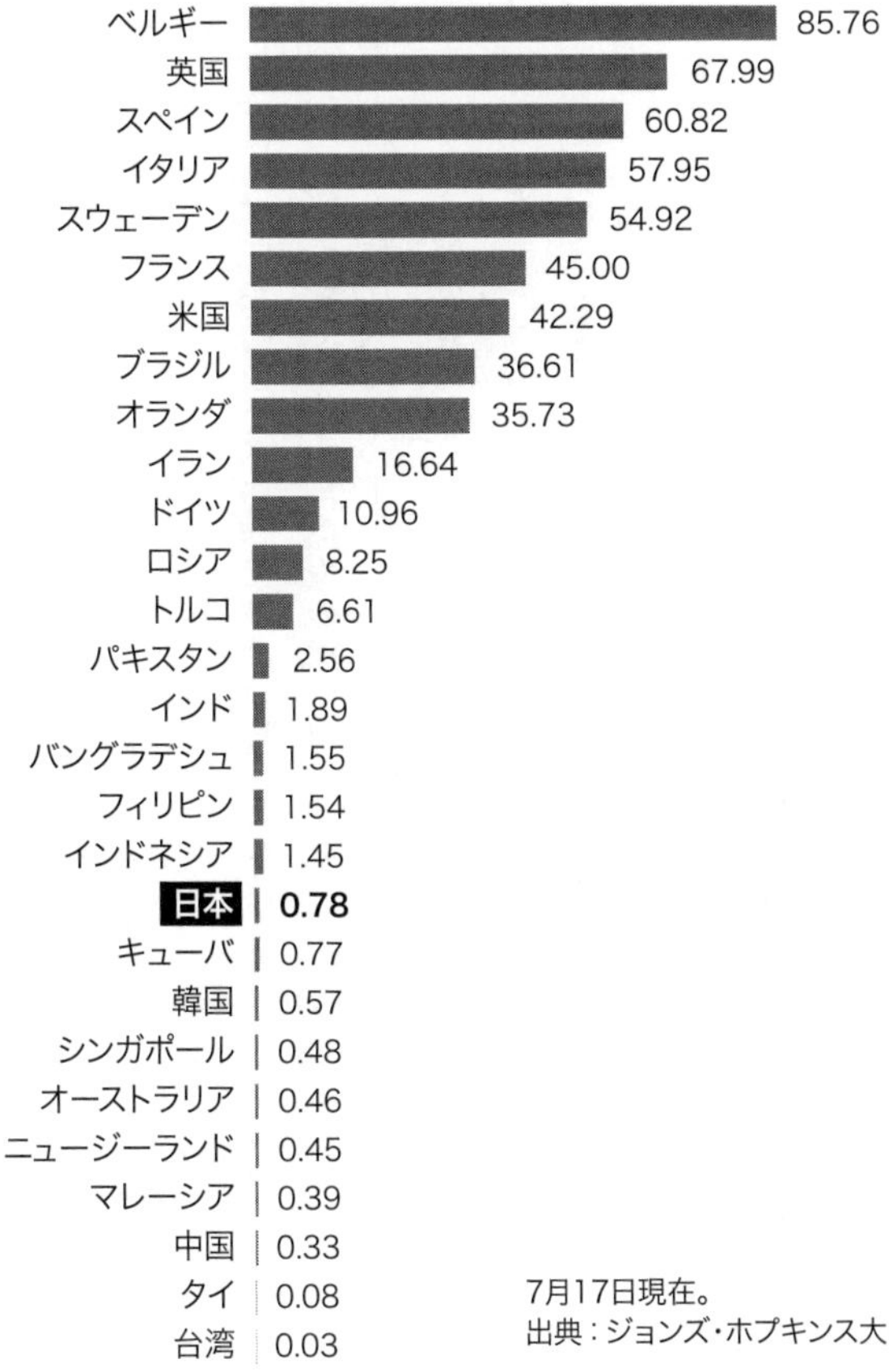

7月17日現在。
出典：ジョンズ・ホプキンス大学

全面的にであれ部分的にであれ、強制力を伴うロックダウンを実施した。

一方、日本は、個人の移動や外出の差し控え、あるいは店舗や事業所の休業も、すべて国や自治体から個人や事業主への要請にとどまり、罰則を伴わない、あくまで自らが行う、文字どおりの自粛だった。

しかも日本には、ほかの国が実施していない特別な対策もみあたらない。逆に、ほかの先進国に比べて人口あたりの集中治療室の病床数が少ない、感染しているかどうかを調べるPCR検査の実施能力が低い、重症化しやすい高齢者の比率が高い、といった犠牲者を抑制する上でマイナスの要因がたくさん備わっている。それなのになぜ日本は、欧米の数十分の1程度の犠牲者ですんだのか。国内外でいろいろな解説が試みられてはいるが、まだ多くの人が納得できるような説明はなく、「ミステリー」とされている。

日本のクラスター対策は幸運に恵まれた

結論を先に書くと、筆者は、日本が人口あたりの死亡者数を低く抑えられたのは、一人ひとりの個人レベルの要因としては、食事の前や帰宅時などに手を洗ったり拭いたりするのが当たり前で、しかもふだんからマスクをすることに抵抗がない、といった清潔好き

（衛生意識の高さ）や生活習慣によるところが大きいと考える。

また、個人レベルだけでなく企業や事業所を含めた社会全体として、横並び意識や同調圧力が強いため、義務化されなくてもある程度、外出やイベントを自粛したり、在宅勤務を導入したり、緩やかなロックダウンに近い状態が維持できたという側面もあると思う。

国や地方自治体、企業などの組織・社会的レベルの要因としてはまず、皆保険制度で、しかも好きな時に好きな医療機関を受診できるという医療アクセスの良さの貢献が大きいと考える。

また、各地の保健所や厚労省のクラスター対策班によって行われた、総合的なクラスター対策の果たした役割も大きかった。ただし、クラスター対策は、安倍首相が緊急事態宣言を発出した4月7日の会見で「世界でも日本しか実施していない対策」と説明していたようなものではなく、実際には世界中で実施されている。また、政府の専門家会議が主張していたような、日本のクラスター対策がほかの国と異なって特別である、とも思わない。

それならばなぜ、多くの先進国がクラスター対策をしていても感染爆発を抑えられなかったのに、日本では比較的うまくいったのだろうか？　それは、日本が多分に幸運に恵まれたために、流行の早い時期の、集団感染が小規模な段階で、クラスター対策の機能を十分に発揮できたからだと筆者は考える。そう考えるのはなぜか。いくつかの実例を後ほど紹介する。

「ファクターX」の分析

日本の人口あたりの犠牲者の少なさや、感染者の少なさの理由については、さまざまな仮説が提唱されている。たとえば、「はじめに」でも触れたように、山中伸弥・京都大学iPS細胞研究所長は、日本の犠牲が少なかった要因を「ファクターX」と命名し、5月30日時点で、「ファクターX」の候補として下記の8点を挙げている。

（1）クラスター対策班や保健所職員らによる献身的なクラスター対策
（2）マラソンなど大規模イベント休止、休校要請により国民が早期（2月後半）から危機感を共有
（3）マスク着用や毎日の入浴などの高い衛生意識
（4）ハグや握手、大声での会話などが少ない生活文化
（5）日本人の遺伝的要因
（6）BCG接種など、何らかの公衆衛生政策の影響

（7）2020年1月までの、何らかのウイルス感染の影響
（8）ウイルスの遺伝子変異の影響

一方、政府の専門家会議は5月29日に公表した「分析・提言」で、欧米に比べて感染者数や死亡者数が低水準である理由として下記を挙げている。

（1）国民皆保険制度により医療へのアクセスがよく、医療機関が公私を問わずに充実し、地方でも医療レベルが高いため、流行初期から感染者を早く探知できた
（2）保健所を中心に地域の公衆衛生水準が高い
（3）市民の衛生意識の高さなど生活習慣の違い
（4）政府などからの行動変容の要請に対する市民の協力の度合いが高かった
（5）ダイヤモンド・プリンセス号への対応の経験が生かされた
（6）緊急事態宣言や、その前からの自主的な取り組みの効果により、新規感染が抑制された
（7）クラスター対策が感染拡大を抑える上で効果的だった

山中が挙げたファクターXの候補と、専門家会議の分析で共通しているのは、日本人の衛生意識の高さと生活習慣、そしてクラスター対策だ。

前述したように筆者も、衛生意識の高さや生活習慣の違い、クラスター対策の貢献については同意見だ。ただし、クラスター対策が貢献した背景にはいくつかの幸運があり、クラスター対策の効果が十分に発揮できる流行規模の比較的小さな段階で、小規模な集団感染を発見できた点が、犠牲者の少なさに貢献する大きな要因だと考える。

筆者が考える日本の犠牲者が少なかった理由について、まずは衛生意識の高さや生活習慣、クラスター対策、医療アクセスの良さ、日本の幸運について順に検討する。その後、さまざまな研究や議論が行われている、BCGの過去の接種の影響や、過去に似たようなウイルスに感染した経験がアジア人にあるのではないか、といった仮説を紹介する。

マスク着用率が高いアジアの国々

日本人の衛生意識の高さの中で、とくに感染予防に役立っていると思われるのは、手洗いなどの手指衛生の習慣だ。新型コロナウイルスが流行する前から、小さな子どもに「おうちに帰ったらまず手を洗おうね」と、手洗いの習慣を教えていた家庭は少なくなかっただろう。カフェやレストランで「お手拭き」が出てくるのも日本ならではのことだ。

新型コロナウイルス登場前の研究だが、米ミシガン大学の研究チームやロンドン大学衛生熱帯医学大学院の研究チームなどが過去の複数の論文を網羅的に解析した結果では、せっけんを使った手洗いなどの手指衛生により、呼吸器感染症への感染を2割程度、減らすことができるという。

一方、日本人の生活習慣で、新型コロナウイルスの感染を抑えるのに貢献している可能性があるものとしては、ハグや握手をあまりしない、家で靴を脱ぐ、といった習慣が指摘されているが、とくに影響が大きいと考えられるのは、マスク着用の習慣ではないだろうか。日本では、新型コロナウイルスとは関係なく、例年、インフルエンザが流行する冬季や、花粉症の季節にはマスクをしている人が大勢いる。もともとマスクをする習慣があるので、新型コロナウイルスの流行が始まった最初のころから少なくとも都内では、混雑している電車の中などで、マスクをしている人が多かった。

マスクの着用率が高いのは日本だけではない。着用を義務化した中国をはじめ、韓国、台湾、香港、シンガポールなどでもマスクをしている人が流行の初期から多かった。

香港大学の研究チームが1月20~23日にかけて約1000人の成人市民に電話で調査し

たところ、すでに74・5％の人がマスクをしていた。香港で最初の感染者が見つかったのは1月23日、同じ日に中国・武漢市が閉鎖されたことを考えると、この調査時期は香港にとって流行のかなり初期の段階だったと言える。研究チームはその後、2月中旬と3月中旬にも1000人規模の電話調査をしたが、その時点ではマスクを着用している人の割合は97・5％と98・8％に達していた。

国際的な世論調査企業ギャラップ社が3月に世界28カ国の約2万5000人を対象に実施した調査では、新型コロナウイルス予防のためにマスクを着用していると回答した人が韓国では回答者のうちの94％、タイは81％、日本は70％、マレーシアは64％とアジアの国は高率だった。

一方、欧米では、3月時点ですでに流行が本格化していたイタリアの44％が最高で、フランス16％、米国9％、英国5％、ドイツ3％、オランダは1％だった。

欧米では、もともとマスクをする習慣のない人が多い。花粉症の症状があってもマスクをしない。欧州の都市には、テロ対策の一環で、症状のある人以外がマスクをすることを禁じているところもあった。

マスクの予防効果については、新型コロナウイルスが発生するまでは、主にインフルエンザについて多くの研究が行われてきた。後述する、スペイン風邪での疫学的な観察に基づく報告書に始まり、さまざまな疫学研究や、飛沫を飛ばすといった実験室での研究も多数ある。その結果、医療用のマスクは別にして、一般向けのマスクをしていても、飛沫核のような微粒子は吸い込む可能性があり、着用している本人の感染を防ぐ効果は十分にはないとされてきた。

ＷＨＯは新型コロナウイルスの流行が始まった当初、過去の研究結果を踏まえ、医療従事者や感染している人にはマスクの着用を強く推奨したが、症状の無い一般の人にはマスクの着用を推奨しなかった。効果が科学的に立証されていないだけでなく、一般市民がより感染防止効果の高い医療用のマスクを買い求めれば、感染リスクの高い環境で働いている医療従事者らの防護用マスクが不足する事態に陥りかねないからだ。

しかし、流行が広がるにつれ、新型コロナウイルスには不顕性感染がかなりあることや、発症前でもほかの人に感染させることがあるとわかってきた。このため、ＷＨＯは4月に入って一転、知らないうちにほかの人に感染させないようにマスクの着用を推奨すると発言するようになった。そして6月に入り、マスクに関する指針を改訂。感染が拡大している地域では、公共交通機関に乗っている最中や店舗内で買い物をしている最中など、ほかの人との距離を十分にあけられない場合には、症状の無い一般の人もマスクを着用するよう推奨するとした。

「96％の着用だけで感染拡大が抑えられる」という論文も

新型コロナウイルスに対するマスクの効果を検証する研究も出始めている。いくつか紹介する。

イタリアでは3月9日にロックダウンが始まり、4月6日になって公共の場でのマスク着用が義務化された。ニューヨーク市では3月22日からロックダウンが始まり、4月17日には、ほかの人との距離を約2メートル取れない場合のマスク着用を義務化した。

米カリフォルニア大サンディエゴ校などの研究チームは、イタリアとニューヨーク市のロックダウンが始まってからマスク着用が義務化される前と後で、感染者と死亡者の推移を比較し、着用の効果がどれぐらいあったのかを推計。イタリアではマスク着用の義務化を開始した4月6日から5月9日までに約7万8000人、ニューヨーク市では4月17日から5月9日までに6万6000人の感染を防ぐ効果があったとした。

「米国科学アカデミー紀要」に掲載された論文で研究チームは、エアロゾル（飛沫核）によって感染する可能性のある新型コロナウイルスの感染予防には、ロックダウンだけでは不十分で、公共の場でのマスク着用が必要だとした。また、ワクチンが開発されるまでは、マスクに比べて高額の費用がかかる検査や隔離といった対策に加え、より安価なマスク着用も組み合わせて対応するべきだと主張している。

香港バプティスト大学の研究チームは、クラスター対策や隔離など政府や自治体の対策に加えてマスク着用など個人の対策が、どれぐらい感染拡大を抑える効果があるのかを推計する数式を開発した。

学術雑誌に正式に掲載が決まっていない段階で公開した論文によると、ある地域の96%の人がマスクを着用すれば、それだけで流行の拡大を抑えることができるという。また、マスクの性能と着用率それぞれを考慮すると、医療用マスクのように性能が高くなくても着用率が高くなれば、感染拡大の効果を期待できるという。

サンフランシスコ大学などの研究チームはマスクが飛沫の飛散を防ぐフィルター効果とマスク着用率を合わせて考慮し、感染拡大を抑える効果を推計した。

免疫をもたない集団の中で1人の感染者が何人に感染させるかという基本再生産数（R0）が、新型コロナウイルスは2・4程度とされている。研究チームの推計では、フィルター効果が50%程度のマスクでも、集団の半数が着用すれば、基本再生産数を季節性インフルエンザウイルス程度の1・35まで低下させることができるという。

感染者が100人いた場合、R0が2・4だと1カ月後には感染者が3万1280人に増えるのに対し、R0が1・35なら、1カ月後の感染者は584人にしかならないという。

マスク着用に慣れていない人たちにとって、着用のハードルは高いようだ。日本のように多くの人が自主的にマスクをする国とは異なり、欧米では、強制しないとマスクをしない人が一定程度いるため、地下鉄や店舗の中など公共の場ではマスクの着用を義務づける国や州が増えてきている。中東の衛星テレビ局アルジャジーラなどによると、5月時点ですでにフランスやスペイン、オーストリア、イスラエル、ケニア、シエラレオネ、ベネズエラなど50カ国以上が公共の場でのマスクを義務化しており、その数は増えている。ドイツの全州や、米国の半数以上の州など自治体単位で義務化したところもある。

欧米では歴史的に、マスク着用を強制されるのは個人の自由の侵害だと感じる市民が一定数いて、強い反発が起きている。後述するように、第一次大戦中の非常時だったスペイン風邪の時代ですら、米国では義務化に反対する人々が「反マスク連盟」を結成した。新型コロナウイルスのパンデミックにおいても、公共の場でのマスク着用を義務化したドイツの各州では、5月16日に複数の都市で強制措置に反対するデモが行われた。

米国では、マスク着用が政治色を帯びた議論になった。トランプ大統領が7月になるまでマスク着用を拒否してきたため、共和党系の州知事はマスクの義務化に反対した。一方、民主党の大統領候補に内定しているジョー・バイデンは積極的にマスクを着用し、民主党系の知事はマスクの着用に前向きだった。

世界のマスク不足への対応事情

世界のマスク生産の多くを担う中国が一時、輸出できなくなったことなども影響し、一時期は世界中でマスクが不足した。国内では、輸入減に加えて買い占めもあり、2月以降、店頭でマスクが品不足になった。しかし、政府がマスクの転売を禁止したのは3月中旬になってからだ。

韓国や台湾は、流行の初期の段階で国民に、より感染予防効果の高い医療用マスクを配布した。そのために医療用マスクの増産体制も整えた。シンガポールは2月に1世帯4枚の使い捨てマスクを配布、4月上旬には国民1人に1枚の再利用可能な布マスクを配布、さらに経済活動などを少しずつ再開するにあたり、5月下旬から6月中旬にかけては3度目のマスク配布を実施した。3度目の配布では、フィルター機能を高めたより高性能な洗えるマスクを全国民だけでなく、大規模集団感染の起きた外国人労働者にも配布した。

今回のパンデミックで、症状のない一般の人がマスクをする主な目的は、万が一、感染していた場合に、自覚しないままほかの人にうつしてしまうのを防ぐことだ。その目的を達成するためならマスクにこだわる必要はないと、米公衆衛生局のジェローム・アダムス長官は自らが出演する動画で、Tシャツやバンダナ、タオルといった多くの家庭にありそうなものを使い、口や鼻を覆うカバーを作る方法を紹介している。駐日アメリカ大使館のツイッターやフェイスブックでは、日本語の字幕つきで見ることができる。また、米疾病対策センター（CDC）のサイトではこの動画に加え、個人の裁縫能力に応じて、ミシンで縫うか縫い物は一切無しを選択した上でマスクが作れる方法も紹介している。

国内では、安倍首相が4月1日になって突然、布製のマスク、いわゆる「アベノマスク」を1世帯に2枚、配布すると発表した。発表直後は、エープリルフールの冗談だと勘違いした人も少なくなかったのではないだろうか。

本格的に配布が始まったのは感染が収束傾向に入った5月になってからで、緊急事態宣言が解除された5月下旬時点でも、4割弱にしか配布できていなかった。配布終了は6月

20日だ。しかも、アベノマスクの配布にかかる費用は当初予算で466億円。実際には仕入れ値が当初予算より大幅に安くなり260億円だったとされるが、配布されたマスクの質、時期、得られた効果と費用のバランスは、今後、政府の新型コロナウイルス対策全般を検証する中で、ほかの対策に紛れ込ませずにマスク配布事業として個別に検証されるべきだ。マスク着用についての考察は、第Ⅱ部で、もう一度取り上げる。

「3密」回避キャンペーン

感染者と濃厚に接触した人を探し、感染の有無を確認し、潜伏期間中は自宅待機などをしてもらって二次感染や三次感染を防ぐクラスター対策（積極的疫学調査）は、前述したように重要な感染症対策だ。新型コロナウイルスに際して新たに登場した対策というわけではない。

日本では、1999年に施行された「感染症法」とそれに伴う厚労省の指針で、地方分権を進める流れに沿って感染症予防においては地方自治体の役割が大きいとされた。クラスター対策も、保健所や地方衛生研究所の設置主体である都道府県や政令市、特別区が一義的には実施し、国は、都道府県から要請があった場合にのみ職員を派遣することになっ

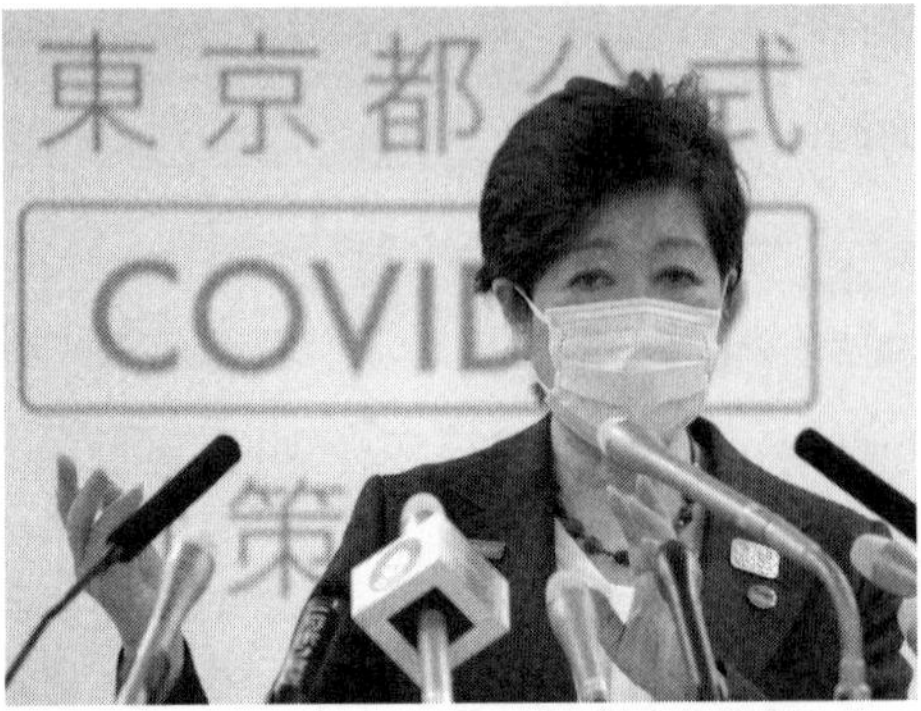

「３密」の回避や「ステイホーム」を呼びかけた
小池百合子都知事＝2020年４月３日。東京都庁

た。感染研は99年、地方の感染症対策を担う人材の育成を目指す、実地疫学専門家養成コース（FETP）を開設した。

しかし、03年、SARSに感染した疑いのある人への対応を教訓に、国際的な動向を踏まえたり国内の広域での対応が必要になったりする感染症対策には、もっと積極的な国の関与が必要だという指摘が出て、感染症法が改正された。感染症対策として緊急に必要な場合には、国が自治体の疫学調査に指示を出したり、自らが積極的疫学調査を行ったりできるようになった。

したがって、09年の新型インフルエンザウイルスのパンデミックの際にも今回の新型コロナウイルスパンデミックでも、各地の保健所の職員に加え、感染研などから派遣された国の職員が、各地のクラスター対策を行っている。新型コロナウイルスへの対応でこれまでと異なるのは、厚労省の新型コロナウイルス対策本部の中に、公衆衛生などの専門家で構成する「クラスター対策班」ができたことだ。

クラスター対策班ができたことにより、各地のクラスターを総合的に分析し、その中から、どういった場所や環境でクラスターが発生しやすいのか、各地のクラスターに共通した要因を抽出し、注意喚起することが可能になった。

たとえば、人々の間ですっかり定着した「3密」。換気の悪い「密閉」空間や、人が密に集まって過ごす「密集」空間、間近で会話や発声をする「密接」場面を避けよう、という呼びかけだ。内容的にはソーシャル（フィジカル）ディスタンシング対策と同じだが、カタカナでソーシャルディスタンシングを呼びかけるより、ずっと効果的だったと思う。

医療アクセスの良さ

クラスター対策は、感染者が、潜伏期間中の過去2週間前から診断されて隔離されるまでの間にどんな行動を取り、誰と接触したのかを聞き出し、接触者が感染していないかを検査などして健康管理する。また、集団感染が起きた施設や職場などで感染経路を検討し、再発防止策を助言する。実施には多くの人手や時間がかかる。このため、感染者数が急増し、大流行や感染爆発に近い状態になると、クラスター対策が追いつかず、物理的に対処できなくなる。伝統的な手法によるクラスター対策が効果を発揮するには、感染者数が一定程度に抑えられていなければならない。

国内最初の患者、いわゆる「ゼロ号患者（patient zero）」をリアルタイムで見つけるのはどこの国でもほとんど不可能だが、何人目の患者になった時に感染に気がつき、さらなる感染拡大を防ぐ対策を取るのかというタイミングは重要だ。日本のクラスター対策が有効だったのは、早期に、小規模な集団感染を発見できたからだ。

新型コロナウイルスの発生が判明した直後は、どこの国でも中国から感染が持ち込まれることを警戒した。その意味で、もともと中国との往来が盛んな国はハイリスク国だった。英国の王立獣医科大学などの研究チームは、20年1月の中国の武漢市と北京市、上海市、広州市という4大都市からの航空旅客数の推計値を基に、国別の新型コロナウイルス感染流行リスクを評価し、ハイリスク国、中等度のリスク国、リスクのやや低い国、低リスク国に4分類した。その結果、日本も米国もイタリアも英国もフランスもスペインもハイリスク国に分類された。その中で、日本だけが早期に小さなクラスターを発見できたのは、前述したように、医療アクセスのよさと、幸運に恵まれたためだと考える。

日本は国民皆保険制度を取っており、比較的少ない負担で医療機関を受診できる。しかも、好きな時に好きな医療機関を受診できる仕組みだ。また、ふだんから、風邪やインフルエンザにかかった際に医療機関を受診する人が少なくない。

国民皆保険制度や税金で運営される国民保険サービスで、国民の医療費自己負担の少ない国の中でも、日本のように自由に医療機関を受診できる国は少ない。また、風邪やインフルエンザによる医療機関の受診が日本ほど一般的ではない国も多い。たとえば、国民保健サービス制度を取る英国では、全額自己負担で受診する場合や事故や心臓発作などの救急以外は、割り当てられたかかりつけ医にまず予約を取り、そこを受診しなければならない。持病があったり高齢だったりしない限り、発熱などの風邪症状程度なら、多くの場合は自宅で静養しているように言われておしまいだ。

日本では、医療アクセスの良さのお陰で、発熱などの症状で医療機関を受診した人の中から、感染している人が見つかった。それが可能だったのは、医療アクセスの良さに加えて、各地の医療従事者が小さな異変や感染の可能性を見逃さず、気がついたからだ。その結果、積極的疫学調査が行われ、早期に小規模な集団感染が発見され、大規模流行の芽が摘めたと考えられる。

こういった要因に加え、日本は多分に「幸運」にも恵まれたと書く一つ目の理由は、早期に小さな集団感染の発生した地域に偶然、異変が起きているのを察知し、当時の厚労省のPCR検査の目安などにとらわれないで、迅速に機転をきかせた対応のできる行政担当者や医療従事者がいたお陰で、集団感染が拡大せずにすんだと考えられるからだ。

訪日客の内訳も幸いした

もう一つの幸運は、もともと日本を訪れる外国人のうち圧倒的に多かったのが、オーバーシュートの起きた欧米からではなく、中国や韓国など、新型コロナウイルス対策を徹底的に取り、人口あたりの死亡者数を低く抑えている国からの訪日客だったという点だ。

日本政府観光局によると、18年の訪日外国人は合計約3119万人だったが、そのうちアジア諸国からの訪日が2676万人（約86%）を占めた。中でも中国（約838万人）や韓国（約754万人）、台湾（約456万人）が多かった。欧州からは約172万人、米国からは約153万人だった。この人数は観光客と商用客の合計だ。商用客に絞っても、中国や韓国から来る人数の方が欧米よりも多い。

前述したように、中国由来のウイルスが広がった、国内の流行第1波の第1段階は、ほぼ抑え込むことができた。後にオーバーシュートが起きる米ニューヨーク州やイタリアなどでも、ウイルスの遺伝子解析から、オーバーシュート時のウイルスは初期に中国から入ってきたウイルスとは異なり、初期の中国由来の感染は抑え込むことができたとされている。各地で実施された初期のクラスター対策の効果に加え、そもそも中国自体が国民の出国を制限し、中国から来る人がほとんどいなくなったからだ。

日本は、中国の習近平国家主席の国賓としての来日が予定されていたため、配慮したのか、ほかの国に比べて中国からの入国制限措置を取るのがかなり遅かった。武漢市のある湖北省からの入国は2月1日に禁止したが、中国全土に対象を広げたのは習主席の訪日延期を公表した直後、すでに中国国内の感染がほぼ収束していた3月5日になってからだ。これだけ入国制限が遅れたにもかかわらず中国由来のウイルスを抑え込めたのは、中国の対応に助けられるという幸運にも恵まれたからだろう。

欧州では中国由来の感染が見つかることなく、どこかでひそかに継続し、拡大していた。それが欧州諸国のみならずニューヨーク州など米国にも入り、感染の大爆発を引き起こした。流行が判明してからオーバーシュートになるまでの期間が短かったこともあり、欧州諸国や米国は国民の出国を制限しなかった。このため日本国内の流行が再燃した第1波の第2段階では、欧米由来のウイルスの流入件数が多すぎて、オーバーシュートには至らなかったものの、感染を抑え込むことができずに4月7日の緊急事態宣言につながった。日本との往来に比べてはるかに大勢が行き来している欧州域内や米国では、オーバーシュート状態に陥り、大規模なロックダウンが行われることになった。

PCR検査を即断した和歌山などの例

日本にとっての一つ目の「幸運」として挙げた、早期に小さな集団感染の発生した地域に偶然、異変を察知し、当時の厚労省のPCR検査の目安などにとらわれずに、迅速で機転をきかせた対応のできる行政担当者や医療従事者がいた例を紹介する。

「醤油醸造発祥の地」として海外でも名前が知られ、中国人を含めた観光客が年間約50万人訪れる和歌山県湯浅町。人口約1万2000人の同町のみならず、周辺地域の中核病院である済生会有田病院で2月中旬、院内感染から小規模なクラスターが発生し、医師2人と入院患者、外来患者、医師らの家族など計11人が感染した。

国内ではちょうどその頃から、中国への渡航歴がなく、どこで感染したのかわからない感染、いわゆる「市中感染」が少しずつ報告されるようになっていた。国内に入ったウイルスが、根をおろし始めていた。

MBSニュースなどによると、集団感染がわかったきっかけは、別の病院の医師から県福祉保健部の野尻孝子技監に入った一報だった。

「済生会有田病院の医師2人が肺炎で、似たような症状だ。おかしいので、新型コロナウイルスの検査をした方がいいのではないか」。

当時の厚労省の目安では、新型コロナウイルスのPCR検査の対象となるのは、中国への渡航歴のある人か、重症の肺炎の患者だけだった。しかし、野尻技監は医師2人が肺炎と聞き、連絡をくれた医師同様、これは偶然ではなくおかしいと感じた。もし新型コロナウイルスの院内感染が起きているのであれば大変なことになる。仁坂《にさか》吉伸知事の了解も得た上で、PCR検査の実施を即断した。翌日、まず医師1人の感染がわかり、続いてもう1人の医師の感染も確認された。

県は病院の協力も得て、徹底的な検査と調査を実施した。2人の医師が診察した患者や接した同僚、家族はもちろんのこと、直接は接していない職員も含めた有田病院の全職員305人に加え、入院患者153人と出入り業者ら16人ら計474人にPCR検査をした。

当時の国の規準は、濃厚接触者のＰＣＲ検査は症状がある場合のみとしていたが、症状の無い人も検査した。さらには、市中感染が広がっている可能性も考え、県内に入院している、原因のわかっていない肺炎患者１７１人全員も検査した。

当時、県のＰＣＲ検査能力は、１日80検体が限度だった。当初は、偽陽性や偽陰性の可能性を低くするため、１人あたり２検体採取して調べていたため、実際にはさらに少人数分しか検査できなかった。このため仁坂知事は、大阪府の吉村洋文知事に面会して協力を要請し、１５０人分の検査を大阪府で実施してもらった。

その結果、最初の医師の感染が判明してから10日間で６９８人分のＰＣＲ検査を終了。済生会有田病院の院内感染に端を発したクラスターの拡大を食い止めた。

医師の感染がわかって以来、外来を閉めていた病院は、最後に感染者が確認されてから２週間後の３月４日、外来診療を再開した。結局、医師がどこで感染したのかは不明なまだ。

もし、和歌山県の医師や技監、知事らのリスクの探知や機転をきかせた迅速な対応がなければ、肺炎を起こした医師や患者からもっと大勢に感染が拡大した後で初めて流行がわかり、県内の医療体制では対応しきれない状態になっていたかもしれない。

２月28日に独自の緊急事態宣言を出し、週末の外出自粛を呼びかけた北海道では、２月４～11日まで札幌市で開かれていた雪まつりや、同月13～15日まで北見市で開かれていた展示会などで、小規模なクラスターが発生した。それが探知できたのも、２月中旬以降、札幌市だけでなく七尾町や根室市、旭川市、江別市など、道内各地の医療機関で診察した医師らが肺炎患者の感染を疑い、道内の衛生研究所に検査を依頼し、感染が確認された後には地元の保健所が積極的疫学調査を実施したからだ。

「北里柴三郎の名に懸けても……」

欧米由来のウイルスによる第１波第２段階の流行は、流入元がイタリアやフランス、スペイン、英国、米国と複数の国にわたった。どの国も中国とは異なり自国民の移動を制限していなかったし、日本政府も、欧米のほとんどの国に対して入国拒否を始めたのが３月下旬と遅かった。このため、感染を抑え込むことができなかった。ただ、第２段階でも、医師が慎重に感染防止対策を実施して、大規模な集団感染が回避できた例がある。

北里大学北里研究所病院（東京都港区）は感染症拠点病院ではないが、１月下旬から感染者を受け入れていた。都内の感染者が増え、受け入れ要請が急増してからは、外科病棟を新型コロナウイルスの治療専用病棟に転用して感染者を引き受けた。そのために、がんの手術など緊急性の高い手術以外は延期して、手術件数を制約した。

当時、新型コロナウイルスの感染者を受け入れる病院に対して国や都から金銭的な補償はなかった。このため、赤字が予想された。それでも新型コロナウイルスの患者を受け入れたのは、「新型コロナウイルスパンデミックという、100年に1度とさえ言われるような危機の中で、医療者として感染者を診るのは当然のこと。しかも我々は、(『細菌学の父』とも呼ばれる) 北里柴三郎の名前を冠した大学の病院なので、なおのこと当たり前なことだ」という渡邊昌彦院長の英断と、院長の方針に賛同して感染者の診療などそれぞれの役割を担った病院スタッフの献身による。少なくとも都内では当時、北里研究所病院のように感染者の受け入れが当たり前ではなかった点については後述する。

北里研究所病院では、院内で新型コロナウイルスのPCR検査ができる態勢も整えた。院内には研究をもっぱら行う「研究部」があり、ふだんから遺伝子解析などのためにPCR検査を実施していた。そこが新型コロナウイルスの検査を担うことにした。

当時の厚労省の目安では、PCR検査は原則として、地元保健所を通して依頼することになっていた。しかし、都内の23区内、とくに六本木などの繁華街で感染者が増えていた港区では、検査依頼から結果が戻ってくるまでに数日かかることもあった。公式の検査結果を報告する際には保健所を介した結果を使うにしても、診療をスムーズに行うためには数日間も待っていられないと判断し、院内で独自に検査をすることにした。

感染が疑われる人だけでなく、手術を受ける患者にもPCR検査を実施した。感染していても症状の出ない人がいることがわかってきたことに加え、いくつかの病院で、新型コロナウイルスとは別の病気で入院している患者から院内感染が起きていたからだ。

感染予防のために、患者が肝炎などの感染症にかかっていないかどうかを調べるのは標準的な手術前の準備で、検査代は公的医療保険の対象だ。しかし新型コロナウイルスの場合、当時はまだ、手術前の検査は認められておらず、検査費用はすべて病院の持ち出しだった。

感染予防の一環として、4月1日から新たに赴任する医師のうち、3月までの所属病院で院内感染が起きていた医師に対して、念のために事前にPCR検査をした。本人が無症状で気がつかないまま診察に従事すれば、同僚だけでなく、患者に感染を広めることになってしまうからだ。

研修医が集団感染！

その検査で、慶應義塾大学病院から後期臨床研修医として北里研究所病院へ赴任することになっている研修医の感染が判明した。慶應病院では3月、院内感染が発生していた。赴任予定の研修医は、感染者とは一切、接点がなかった。症状もなかった。念のために再度、検査した。やはり陽性だった。

研修医から話を聞くと、3月には、慶應病院の初期臨床研修医が約40人集まり、病院からは禁止されていた会食を内緒で行っていたことも判明した。2度目のPCR検査の結果がわかったのは赴任日の前日、3月31日の夜だった。北里研究所病院は直ちに慶應病院の感染対策室に連絡した。また、渡邊院長は、すぐに慶應病院の北川雄光院長にも電話した。

「大変なことになってるぞ」

そこからの慶應病院の対応は迅速だった。

北里研究所病院に赴任予定の研修医を含め99人が2年間の同病院での初期研修を終え、翌4月1日からそれぞれ別の病院に赴任することになっていた。即座に全員に自宅待機を命じ、PCR検査を行うのと並行して、すべての赴任先に4月1日には赴任できない旨を連絡した。検査の結果、18人の感染が判明した。症状のあった研修医も一部にはいたが、大部分は無症状だった。

もし北里研究所病院が赴任前に検査をしていなければ、無症状の研修医はそのままそれぞれの赴任先で患者を診察し、複数の病院で同時多発的に院内感染が発生していた恐れがあった。

こういった早期発見で感染爆発を防ぐことができた例を紹介するのは、とにかく大勢に検査を実施して感染の有無を確認するべきだという主張のためではない。インフルエンザのような迅速診断キットと特化した治療薬のない状況では、PCR検査にしても抗原検査などほかの検査にしても、実施するかどうかは、検査の結果が何の役に立つのか、検査の精度、地域の流行状況、検査を実施する上で必要なマンパワーや費用など物理的な実行可能性などを考慮して決めていくしかないと考えるからだ。検査対象は、病院や福祉施設などリスクの高いところを優先した上で、それ以外の対象については流行状況や検査実施可能性の変化に応じて、柔軟に変えていくべきだ。

医療無償のイタリアで医療崩壊

オーバーシュートの起きた欧米の状況を何カ所か紹介する。初期に感染が見つかった時期や、対応を日本と比較すると、やはり日本の犠牲者が少なかったのは、幸運に恵まれたからだと考えざるを得ない。

イタリアでも日本と同様、最初の感染者は中国人だった。1月下旬、中国からの旅行者に症状が出て、感染がわかった。イタリア政府はすぐに感染者を隔離し、接触者の検査をした。また、欧州諸国に先駆けて中国との直行便の発着を禁止するなどの対策を取った。

イタリアで最初の市中感染が見つかった時期は、日本とそれほど大きく変わらなかった。北部ロンバルディア州で2月20日、イタリア人として最初の感染者が診断された。

ロイター通信によると、その30代の男性は、2日前にも病院の救急外来を受診していた。中国への渡航歴が無いという理由で、病院の医療従事者も本人も新型コロナウイルスを疑わなかった。特別な感染対策を取らずに、ほかの患者と一緒に待合室で待ち、通常レベルの感染防護しかしていない医療従事者が診察し、その日はそのまま帰宅した。しかし翌日、さらに具合が悪くなって病院を再受診。検査が実施され、20日の夜になって初めて、感染が判明した。それまでに医療従事者5人と患者1人、妻や友人に感染が広がり、そこからさらに感染が拡大していった。

男性の感染がわかってからわずか1週間以内に888人の感染が確認されたことや、そのうち21人が死亡したこと、男性が感染していたウイルスの遺伝子解析から、男性の感染が発覚する数週間前から、イタリアでは感染が拡大していたと考えられている。

イタリアは国民健康保健サービス制度を取っており、国民は原則的に無償で診察を受けられる。米国ほど医療機関受診のハードルが高いわけではない。しかし、風邪やインフルエンザのような症状で、予約無しにすぐに医療機関を受診できるわけでもない。

市中感染判明後の感染者の急増に対応しきれず、医療崩壊が起き、オーバーシュート状態に陥った。ジョンズ・ホプキンス大によると、7月19日時点で累計約24万4000人が感染し、約3万5000人が命を落とした。

ニューヨーク市の「地獄絵図」

7月時点で世界でもっとも感染者数が多い米国の、感染のエピセンター（中心）となったのがニューヨーク市だ。最初の患者が見つかったのは3月1日と、日本より1カ月以上遅かった。イランへの渡航歴のある医療従事者で、自分でおかしいと気づいて検査を受け、感染がわかった。

直後から感染者は急増し、半月後の3月15日には1日の新規感染者が1034人、翌16日には2023人……と倍増に近い勢いで増え、ピークを迎えた4月6日には6375人に達した。

死亡者数は少し遅れて増え始めたが増加の勢いは同じで、3月25日に1日の死亡者数が100人を超えて120人になると、2日後の27日には200人を超えて212人に、30日には321人、4月1日には431人、ピークの4月7日には590人に達した。この数は、PCR検査で感染が確認された死亡者の数で、これ以外に、症状から医師が新型コロナウイルスに感染していると判断したが検査をしていなかったり、検査では感染が確認されなかったりした人が約4700人いる。

3月16日から学校が休校になり、17日からレストランなどの店内での飲食が禁止された。22日からは市だけでなくニューヨーク州全体がロックダウンされた。4月7日以降は新規感染者数が減少に転じたが、累計感染者数は7月18日現在で約40万6800人、死亡者は感染確認されているだけで累計約2万5000人に達した。

短期間に患者が集中し、ニューヨーク市の医療体制は崩壊の危機に瀕した。市内ブロンクスにある大学病院の集中治療室（ＩＣＵ）で新型コロナウイルス患者の治療にあたるコルビン麻衣医師は3月29日付の朝日新聞のインタビューに対し、病院で最初に感染者を受け入れた3月11日の1週間後には、来院患者１００人が感染していると判明し、その数は２週間後には２００人以上になったと説明している。

約７３０床の病院では、４カ所あったＩＣＵすべてを新型コロナウイルスの患者の治療にあて、さらに別の３病室や会議室も感染者の治療に使った。それでも足りずに、微熱程度の軽症の人は診察する余裕がなくなったという。約75台あった人工呼吸器では足りなくなって35台追加され、さらに25台追加される予定だが、それもすぐに足りなくなる見通しということだった。

「息つく暇なく、次から次へと経験したことのない状況が訪れ、『地獄絵図』のようです」

コルビン医師はそう語っていた。

市内のマウント・サイナイ病院で働く石川源太医師と、ロックフェラー大学病院の山口典宏医師による「週刊医学界新聞」への寄稿文によると、日本に比べてＰＣＲ検査を積極的に数多く実施してきたニューヨーク市でも、感染者が急増した3月21日以降は、検査対象を入院が必要な重症患者だけに制限し始めた。また、人工呼吸器1台を患者2人で使ったり、睡眠時無呼吸症候群の患者が寝るときに使う呼吸補助器を人工呼吸器の代わりに代用する試みも実施されたという。

ニューヨーク市だけでなく、イタリアやフランス、スペインなどの医療崩壊が起きた地域では、仮設の病院が建築されたり、比較的、医療機関に余裕のある別の地域に患者を搬送したり、さまざまな方法で救命の努力がされた。それでも、人工呼吸器などの医療機器が不足する病院は後を絶たなかった。

同じような重症度の患者が大勢いる時、誰に医療機器を使うのか。一刻を争う患者が大勢いる場合、病院の倫理委員会などで個別に検討する余裕はない。このため、医師個人に選択をゆだねるのではなく、一部の病院では、一定の年齢以上の患者には人工呼吸器などをつけないという方針を決めたところもあった。

BCG接種は有効なのか

ファクターXの候補の一つに、結核を予防する目的で接種されるBCGと、重症化の少なさの因果関係を指摘する説がある。

BCGは、結核の原因となる結核菌を弱毒化した生ワクチンで、9本の細い針をペタンとハンコを押すように打つので、俗称「はんこ注射」と呼ばれている。日本では0歳児が全員、公費で接種を受けられる「定期接種」になっている。海外では、日本のように一定の年齢の子ども全員を対象に接種している国と、接種をしていない国がある。以前は接種していたが、結核が減ってきたため、接種をやめた国もある。

ニューヨーク工科大学などの研究チームは、まだ学術雑誌に正式に掲載が決まっていない段階で論文を公開するサイトに3月に投稿した論文で、BCGを定期接種として子ども全員に接種している日本などに対し、子ども全員に接種したことのないイタリアやオランダ、ベルギー、米国などは感染者数が多く、人口10万人あたりの死亡者数も多いと指摘。BCGは、結核以外にもさまざまなウイルス感染症や敗血症などを防ぐ効果があるという研究があることなども考慮して、新型コロナウイルスに対しても何らかの重症化を防ぐ効果があるかもしれないとした。

国立国際医療研究センター国際感染症センターで新型コロナウイルス患者の治療にあたる忽那《くつな》賢志《さとし》医師のブログによると、日本以外に、感染者や死者の少ない韓国や中国、シンガポール、香港も、子ども全員にBCGを接種する政策があるという。

ただし、全員にＢＣＧを接種している国には、感染者数や人口あたりの死亡者数が多いブラジルやイランも含まれている。

また、82年までは全員に接種していたものの、その後、接種をやめたイスラエルの研究チームが、82年前後に生まれてＢＣＧの接種を受けた約30万人と、受けなかった約30万人を比較したところ、感染率には差がなかったという。ただし、重症化率の低い年代なので、重症化に影響があるかどうかはわからなかった。

独ライプニッツ大学などの研究者が、50年代から90年までＢＣＧを子ども全員に接種していた旧東ドイツと、50年代から75年までしか接種していなかった旧西ドイツの感染割合を比較した。旧西ドイツの方が感染割合は高いが、これは収入の差や人口構成で説明できるという。旧東か旧西かにかかわらず、全員が接種を受けていない15歳未満では、感染割合に差がなかったという。

このように否定的な論文も出ているが、ＢＣＧには、体内で起こる免疫反応の主に早い段階で働く自然免疫の反応を高める効果が期待できるという指摘もあり、オランダやオーストラリア、デンマーク、ドイツ、英国、米国などでは医療従事者らを対象にした臨床治験が始まっている。

一方、米ラ・ホヤ研究所などの研究チームが科学誌「セル」に発表した論文では、新型コロナウイルスに感染した経験のない人の血清からも、新型コロナウイルスと反応する、ある種の抗体を持っている人が40~60%程度いたという。そういった報告から、通常の風邪の原因となるコロナウイルスでも、種類によっては、感染経験のある人は新型コロナウイルスにある程度の免疫をもっていて、それが重症化を防いでいるのかもしれないという説も提唱されている。

また、免疫をつかさどるたんぱく質の遺伝子のわずかな違いによって、新型コロナウイルスへの反応が変わってくるという説もある。

いずれの説も、さらなる研究を待たないと結論は出せない。

感染や重症化を抑えるファクターXは一つとは限らない。また、犠牲者の少ないすべての国で同じとも限らない。医療体制や医療資源、衛生環境、生活習慣の異なる国ごとに異なるファクターの組み合わせによって、複合的な作用が働いたのではないだろうか。

第4章　第2波にどう向き合うか

「山」を低くする二つのカギ

20年7月現在、世界では日々20万人以上が新たに新型コロナウイルスに感染している。最初の流行を一度は落ち着かせてロックダウンを緩和した韓国やドイツ、オーストラリアなどでも再びナイトクラブや物流センター、食肉加工工場などで集団感染が起きた。日本国内でも、緊急事態宣言が全国的に解除され、都道府県をまたぐ移動の自粛も全面的に解除された6月19日以降、東京を中心に再び感染者が増加。都内では7月中旬、初めて3日連続で280人超を記録するなど、6月19日からの1カ月間で、全国の感染者数は10倍以上に増えた。

今後、また感染がいったん落ち着いたとしても、ウイルスが根絶されたわけではなく、しかも国外からの訪日する人も増えていくため、流行はまた再燃するだろう。第2波、第3波と、流行の山は続く可能性がある。そうなったとしても、第1波と同じように、なるべく早期に小規模な段階でクラスターを見つけてクラスター連鎖が生じるのを防ぎ、手に負えない大規模集団感染になる前に芽を摘むことを目指すのが理想的だ。それができなければ、第1波よりもさらに多くの人が感染し、重症化したり死亡したりする人も増えるだろう。そうなる事態を避けるには、流行カーブの山もなるべく低く抑えることが大切だ。

同時に、できるなら第1波での対応とは異なり、緊急事態宣言や自粛の名のもとでの実質的なロックダウンを実施せずに、流行の山を低く維持できる方が個人にとっても社会、経済にとっても望ましい。

両方を実現するには、クラスター対策が追いつかなくなるような事態にならないように感染者数を一定程度に抑えた状態を維持できるかどうか、そして第1波よりも感染者が多少は増えても医療崩壊しないように医療体制を強化できるかどうかの2点が大きなカギを握る。

一方で、繰り返しになるが、新型コロナウイルスのように不顕性感染のある感染症で感染をゼロにするのは不可能だ。これからも感染者は完全にはいなくならないだろう。そうであれば、制御できる程度に感染者数を抑える、逆の言い方をすれば、一定数の感染者の発生は許容しながら、政府や自治体から自分たちの行動が「不要不急」かどうか線引きされるようなこと無しに、自主的にお互いに感染が広がらないよう配慮しながら、経済活動や学業、余暇や趣味の活動など、一人ひとりの日々の生活を享受し続け、感染を防ぐワクチンが登場する、あるいは新型コロナウイルスが普通の季節性の風邪になるのを待つことができる状態が望ましいのではないだろうか。

個人レベルから専門家レベルまでの対応

感染者数を一定の人数に抑えるには、次のようなレベルで、それぞれの対応や準備が必要だと考える。

▽個人レベルの対応

- 手洗い、咳エチケットの継続
- 公共の場やほかの人と距離をあけられないところではマスク着用

▽医療面での対応（行政、政治、医療機関、医療従事者、研究者、企業といった多岐にわたるレベル）

- ワクチンの開発
- 検査体制の拡充
- 治療薬の開発
- 重症化するリスクや予兆の探索
- 実際に受け入れ可能な体制の整備

- 院内感染対策

▽行政・政治レベルの対応

- クラスター対策
- ＩＴの活用について検討
- 水際対策
- 地域の流行状況に応じた対策が取れる仕組み
- 専門家の見解を生かす仕組みづくり／専門家の育成

▽専門家レベルの対応

- 政府の政策に是々非々ではっきり意見を言い、対策に科学的知見を反映させる

これら以外にも、福祉から経済まで幅広い分野の対応が必要だろうが、本書では、感染症対策のうち、医療・医薬品による対策を含めた公衆衛生的な対策に絞って触れる。公衆衛生的な対応の中には、ソーシャルディスタンシングや、ロックダウンも含まれる。

手洗いや咳エチケットは費用もかからない

個人レベルの対策の基本は、手洗い。そして、咳エチケット。繰り返しになるが、新型コロナウイルスに限らず、さまざまな感染症の予防につながる、感染症対策の王道だ。費用もそれほどかからない。日常生活に支障も出ない。

ソーシャルディスタンシングも基本的な感染症対策ではあるが、こちらは、日常生活や社会生活にさまざまな影響がある。

「3密」の延長で専門家会議が紹介した「新しい生活様式」に批判が出たように、人は単に生きながらえるためだけに毎日を過ごしているわけではない。もちろん、パンデミックの最中には、自分や家族、親しい人を守るためだけではなく、ほかの大勢の人たちのためにも、一定程度は自身の生きがいや喜びを犠牲にし、パンデミックの収束に協力することに異論のある人はいないだろう。しかし、食事中の会話まで犠牲にする必要があるのか、などと感じた人は少なくないと思う。

自分が気がつかないうちに感染していたとしてもほかの人に広めないよう心がけながら、ある行動が自分にとってどれぐらい重要で、その行動に伴うリスクをどこまで許容できるか。てんびんにかけて、判断していくしかない。

個人レベルで取る対策のうちマスク着用については、夏季は、熱中症予防とのバランスも欠かせない。

ワクチン開発、世界の最前線

医療面での対応のうち、個人の感染や重症化を防ぐ上で期待されているのがワクチンだ。世界中で急ピッチで開発が進む。WHOによると、7月15日現在、ヒトに接種して安全性や効果を確かめる治験（臨床試験）に入っているワクチンの候補が23種類、治験前の段階のワクチンの候補が140種類ある。しかし、同時点で安全性と効果が確認され、接種が可能なものはまだない。

治験がうまくいけば、20年末までにはごく一部の国の、ごく限られた医療従事者らに対して接種が始まる可能性がある。ただし、日本で接種が始まるのは21年春以降になる見通しだ。当初は量が少なく、まず医療従事者らから接種が始まり、一般の人の接種が始まるのはさらに遅い時期になるだろう。

開発中のワクチンの中で、ヒトへの接種で安全性の確認などが終わり、効果を確かめる治験の最終段階の第3相に入ったものが7月15日時点で2種類ある。一つは、英オックスフォード大学とアストラゼネカ社が開発するワクチン。もう1種類は後述する中国企業によるものだ。

オックスフォード大などのワクチンには、チンパンジーの「アデノウイルス」という風邪のウイルスを無毒化し、増殖しないようにした上で、新型コロナウイルスの表面のスパイクたんぱく質を作るDNAを遺伝子組み換え技術で組み込んである。スパイクたんぱく質は前述したように、新型コロナウイルスがヒトの細胞に感染する際に欠かせないたんぱく質だ。

ワクチンを接種すると体内で新型コロナウイルスのスパイクたんぱく質が作られる。すると体内の免疫細胞がスパイクたんぱく質を異物として認識し、外敵として攻撃する。その際、攻撃の手段として抗体を作るが、抗体ができるまでには日数がかかる。ワクチンによってあらかじめ体内に抗体ができていれば、新型コロナウイルスに感染した時にすぐに抗体でウイルスを攻撃できるので、体を守ることができるという仕組みだ。

オックスフォード大のワクチン研究チームは、もともとアデノウイルスを使い、MERSに対するワクチンを開発していた。その実績を基に、世界に先駆けて新型コロナウイルスのワクチンを開発した。4月から英国で、子どもや高齢者も含めた1万人規模の治験を実施している。英国では流行が収束しつつあり、感染の機会が減っていてワクチンの効果を確認できるかどうか不透明なので、南アフリカとブラジルでも治験を始めた。

日本経済新聞やＢＢＣによると、製造・販売を担うアストラゼネカ社は5月、10億回分を供給できる生産体制を整えたと発表した。その後、英国以外の政府などからも資金提供を受けて製造工場の確保が進み、6月時点では20億回分の供給が可能になったという。

通常は安全性や効果が確認されてから製造に入るが、パンデミックという非常事態に対応するため、確認前からすでに生産に入っており、早ければ20年9月にも最初の提供を始められるという。ただし、実際に接種が始まるのは、治験で安全性と効果が確認され、接種する国・地域がワクチンを承認してからになる。

最初に提供を受けることになるとみられるのは英国だ。英国政府はオックスフォード大とアストラゼネカ社に約27億円のワクチン開発費を補助しており、1億回分の提供を受けることになっている。

米保健福祉省の生物医学先端研究開発局（ＢＡＲＤＡ）も5月、オックスフォード大とアストラゼネカ社に約10億ドル（約１０７０億円）の支援を決めた。そして、３億回分の提供を受けることになった。

日本政府は6月26日、アストラゼネカ社と供給について協議に入った。同社によると、原液を海外から輸入し、第一三共とＭｅｉｊｉ　Ｓｅｉｋａファルマ、ＫＭバイオロジクスで容器に詰めたり、配送したりするという。日本経済新聞によると、8月には日本でも治験を始めるという。日本への供給は21年春ごろになるというが、具体的な時期や量はまだ不明だ。

米国は自国内でも開発を進める。米バイオテクノロジー企業モデルナと米国立アレルギー感染症研究所は7月中にも、治験の最終段階の第3相を3万人規模で始める。モデルナが開発するのは、脂質ナノ粒子（ＬＮＰ）の内部に、新型コロナウイルスのスパイクたんぱく質を作るＲＮＡを入れたワクチンだ。同社によると、ＢＡＲＤＡなどから資金援助を受け、年5億～10億回分の製造が可能な体制を確保したという。

米企業としては、ノババックス社なども米政府の支援を受け、すでに治験に入っている。ＮＨＫによると、米国のＢＡＲＤＡはさらに、米ジョンソン・エンド・ジョンソン社や仏サノフィ社にも資金援助しているという。

先行する中国、英国

米国よりもさらに多くの企業が治験に入っているのが中国だ。

シノバック社は、新型コロナウイルスの感染性や毒性をなくした不活化ワクチンを開発した。7月より、ブラジルのブタンタン研究所と共同で、最終段階の第3相の治験を9000人規模でサンパウロで開始した。

北京バイオテクノロジー研究所とカンシノ・バイオロジクス社は、オックスフォード大などと同じように無毒化、増殖しないようにしたアデノウイルスの中に、新型コロナウイルスのスパイクたんぱく質DNAを入れたワクチンだ。同社は、この方法でエボラ出血熱のワクチンを開発した経験があり、それを応用した。カナダの国立研究機構とも提携し、カナダ国内でも治験や製造を行う予定だという。

治験が始まっている23種類の中には、英米や中国のほか、ドイツやロシア、オーストラリア、韓国などの大学・研究所・企業の開発したものが含まれる。日本の企業では、大阪大学発のベンチャー企業アンジェス社が、遺伝子治療の技術を応用し、「プラスミド」と呼ばれる環状のDNAに、新型コロナウイルスのスパイクたんぱく質を作るDNAを組み入れたワクチンを開発。6月末に、安全性を確かめる最初の段階の第1相の治験を大阪市立大学病院で始めた。タカラバイオ社などと共同する同社の製造能力は、当初は20万人分とされていたが、その後、政府の追加支援などもあり、21年春までには100万人分を製造することが可能になるかもしれないという。

現在、開発が進むワクチンは、ウイルスを増殖し、不活化したり弱毒化したりして作る従来型の製造方法ではなく、DNAやRNAを使ったり、ウイルスのたんぱく質の一部を人工的に作って使ったりという新しい製造方法によるものが多い。その方が短期間で製造できるとみられるからだ。

感染を防ぐ効果や感染しても重症化させない効果があるのか。何回、接種すればいいのか。どのような接種方法なのか。効果はどれぐらい持続するのか。どういった副作用が出る可能性があるのか。製造法の新旧にかかわらず、各ワクチンについてまだわかっていない点は多い。

すでに前倒しして生産を始めている企業のワクチンも、まだ治験は終了していない。効果が十分に確認できず、治験がうまくいかない可能性もある。そういったリスクを考えると、1社に依存せず、複数の企業から供給を受ける契約をして、リスクを分散した方がいいのかもしれない。

日本は、欧米や中国よりも予防接種のスタートが遅れる可能性がある。政府は、国民が不安にならず、納得できるよう、接種の優先順位やワクチンの性質などについて、十分な時間的余裕をもって丁寧に情報提供することが欠かせないと考える。

健康な人に接種するというリスク

後述するが、09年の新型インフルエンザパンデミックの際も、日本のワクチン開発・製造能力が欧米に劣っていることが問題になった。また、政治家の介入などがあり、海外から割高のワクチンを購入せざるを得なかった。しかも輸入できた時期が遅く、流行が終わり余ってしまった。

その反省から、パンデミックの直後には、ワクチン製造能力を強化するという名目で、大手製薬企業を含め、それまであまりワクチンを製造していなかった企業などにも相当額の研究費が出た。しかし、長くは続かなかった。当時、研究費をもらった企業で、今回、ワクチン開発に参入している企業はあまりない。しかも、従来からワクチンを製造してきた企業や財団への支援も、その後手厚くなったわけではない。20年の国内ワクチン開発・

製造能力は、09年よりも落ちているのではないだろうか。

ワクチンは、医薬品として承認を受けるハードルが、ある意味で治療薬よりも高い。何らかの疾患を患っている患者に投与する治療薬は、ある程度、副作用があっても、治療によって病気から回復した方が寿命が延びる、あるいは生活の質（QOL）が上がるといったメリットが大きいと認められれば承認されるし、患者本人も副作用について納得しやすい。倫理的にも許される。しかし、ワクチンの場合、接種の対象となるのは基本的に健康な人たちだ。ワクチンによって感染を防ぐ、あるいは重症化を防ぐことで得られるメリットと、副作用のバランスを考えなくてはならない。

エボラ出血熱のように致死率5割という感染症なら、多少の副作用が出ても許容されるだろうが、新型コロナウイルスのように8割以上の人は軽症か無症状で終わる感染症の場合、ハードルはかなり高い。それだけに、ワクチンを開発した経験がほとんど無いところや、すぐに新型コロナウイルスワクチンに使える材料や知見、技術を持っていないところが開発しようとしても時間がかかる。

今回の新型コロナウイルスのパンデミックの発生を受け、国産ワクチン開発を支援する目的で、厚労省や日本医療研究開発機構（AMED）がワクチン開発プロジェクトに多額の予算をつけた。多くのプロジェクトは、治験開始予定が21年以降だ。新しい開発も大切なので予算をつけることには反対ではないが、当座は無理をして国産にこだわらずに、海外の有望な企業からワクチンを輸入する道を模索した方が、国民が早くワクチンの接種を受けられる可能性が高いだろう。

その上で、新型コロナウイルスのパンデミックが一段落したら、今度こそ将来のパンデミックに備えて、自国のワクチン開発・製造能力の底上げができるよう、政府は地道に継続的に予算的支援をするべきだ。ワクチンの開発・製造能力は短期間で改良されるようなものではない。

検査の種類や精度を知っておく

第1波で多くの人が不満を抱いたのは検査体制だったのではないだろうか。各国の検査件数などを集計しているサイト「Our World in Data」によると、日本の人口あたりの検査数は、欧米やシンガポールなどに比べて20~30分の1程度と少なかった。

第1波が落ち着いた段階で、検査を取り巻く環境はかなり変わった。検査を受けられる医療機関が増え、検査の種類も増えた。その分、第2波以降では、検査を受ける側が、自分の受ける検査について注意を払う必要がある。それぞれの検査で何がわかり、何がわからないのかという点や、検査の精度についても知った上で受けた方がいい。一部の検査は有料だ。

大前提として、新型コロナウイルスの場合、7月時点で、検査後の医療的な対応がインフルエンザとは大きく異なる。インフルエンザの場合、迅速診断キットで感染がわかれば、なるべく早い段階で使った方がより高い効果を期待できる、インフルエンザウイルスに特化した抗ウイルス薬がある。しかも自宅で使えることができ、早期診断が早期治療につながる。しかし新型コロナウイルスは特化した薬がまだないので、軽症ならすぐに治療をしてもらえるわけではない。その点は理解した上で、検査を受けた方がいい。

検査には大きく分けて2種類ある。現時点で感染しているかどうかを調べるものと、これまでに感染した経験があるかどうかを調べる検査だ。

現時点での感染の有無を確認する検査には、抗原検査とPCR検査がある。抗原検査は、唾液の中にウイルスのたんぱく質があるかどうかを調べる検査で、30分程度で結果が出る。ただし、ウイルスのたんぱく質が一定量以上ないと検出されない。また、検査の前に歯磨きをしたり飲み物を飲んだりすると、正確な結果が出ない。

一方、PCR検査には、使う検体によって2種類ある。従来のように鼻の奥やのどから検体を採取するものと、唾液を使うものだ。唾液を使うPCR検査は6月、新たに厚労省により承認された。

抗原検査もPCR検査も、潜伏期間中でまだウイルス量が体内で十分に増えていない人は、感染していても陰性、つまり感染していないという結果になる可能性がある。このため、感染者に濃厚接触した人は、陰性だからといってすぐに安心せず、潜伏期間中の2週間ほどは、体調の変化に気をつけた方がいいし、万が一の場合に備えて、ほかの人にうつさない注意をいつも以上にした方がいい。また、PCR検査や抗原検査を受けた時点で感染していなくても、その後、感染しないとは限らない。

これまでに感染したことがあるかどうかがわかるのは抗体検査だ。抗体は、抗原となるウイルスのたんぱく質を、体内の免疫細胞が攻撃しようとして作ったたんぱく質だ。それが体内にあるということは、過去に、新型コロナウイルスに感染していたという証になる。ただし、過去のどの時点で感染したのかはわからず、まだ感染中だという可能性もある。一方、抗体は、感染してから一定の日数が経たないとできないので、抗体検査で陰性でも、検査時点で感染していないとは言えない。また、抗体検査で抗体が確認された人が、新型コロナウイルスに再度、感染しないのかどうかもまだ不明だ。このためＷＨＯは、抗体があっても、感染を防ぐための衛生対策は継続するべきだとしている。

７月時点で、厚労省に承認された抗体検査は無いので、費用は自己負担になる。ＷＨＯは、抗体検査は、不顕性感染も含めたどれぐらいの人が新型コロナウイルスに感染したのかを調べる疫学調査に使うのはいいが、診断には使えないとしている。厚労省は、販売されている抗体検査キットの精度にはばらつきがあると警告している。

いったんできた抗体がどれぐらいの期間、持続するのかはまだわかっていないものの、抗体検査で地域別、あるいは国別の、大まかな感染傾向はわかる。厚労省は６月上旬、東京、大阪、宮城の３都府県の７９５０人を対象に抗体検査を実施した。

抗体を持っている人の割合は東京が０・10％、大阪が０・17％、宮城が０・03％だった。５月末現在のそれぞれの人口に対する感染者数の割合（感染率）は０・０３８％、０・02％、０・００４％だった。単純に計算すると、感染者として報告されている人数の２・５～８・５倍程度、実際に感染した人がいるということになる。

ソフトバンクグループは５月12日～６月８日、社員や家族、取引先企業の社員、希望する医療機関の職員ら４万４０６６人を対象に抗体検査を実施した。厚労省の検査とは異なり検査対象を無作為に選んだわけではないので、何らかのバイアスはかかっているかもしれないが、大まかな傾向はみられる。抗体を持っていた人は0・43％だった。医療機関で働く医師ら、感染のリスクの高いと考えられる5850人の抗体保有率は1・79％、それ以外のソフトバンクの社員ら3万8216人の保有率は0・23％だった。

ニューヨーク州が約1万5000人を対象に4月に実施した抗体検査では、州全体で12・3％の人が抗体を持っていた。地域別には、州南部のニューヨーク市では抗体保有率が19・9％と高いのに対し、中部や北部地域は2～3％台のところが多かった。

一方、ロイター通信によると、都市封鎖も休校もしなかったスウェーデンで4月下旬に1100人を対象に実施された抗体検査では、首都ストックホルムの抗体保有者は7・3％にとどまった。

治療薬の開発では「既存薬」がリード

治療薬の開発も世界中で多数、行われている。1000種類以上の治験が進行中だ。ただし、7月現在では、死亡率を大きく減らせるような薬はまだ見つかっていない。

治療薬の開発研究には、大きく分けて2種類のアプローチがある。一つは、新型コロナウイルスに特異的な薬を一から開発する研究だ。もう一つは、既存の薬の中に新型コロナウイルスに対しても効果があるものがないかを探す研究だ。

前者は、新型コロナウイルスがヒトに感染して増殖するメカニズムや、そのプロセスで必須のウイルスのたんぱく質の構造を解析し、どこをブロックすればウイルスの感染や増殖を阻害できるかをを分析し、新たに薬の候補になるような化合物を作る。その上で、まずは動物実験を行い、次にヒトに投与し、安全性や効果を確認するための治験を実施する。このため、時間がかかる。

一方、既存の薬の中から探す場合、すでに動物実験もヒトでの治験も行われており、ヒトに使う安全性は確認されているので、新型コロナウイルスに対する効果を確認すればいい。一から開発するよりは短期間ですむ。このため、治療薬の開発で先行しているのはすべて、既存薬の中からの探索だ。

そんな中で最初に承認されたのが「レムデシビル（商品名ベクルリー）」だ。米ギリアド・サイエンシズがエボラ出血熱の治療薬として開発を進めていた薬だ。エボラウイルスも新型コロナウイルス同様、ゲノムはＲＮＡでできている。ウイルスが増殖する際に、ＲＮＡも複製されるが、レムデシビルはそのプロセスに必要なＲＮＡ合成酵素の働きを阻害する作用があり、ウイルスの増殖を妨げる効果があると期待されている。

まだ一度も承認されたことは無かったが、ヒトに投与して安全性を確かめる治験は行われたことがあった。開発途中の動物実験では、ＳＡＲＳウイルスやＭＥＲＳウイルスにも効果があるという研究結果もあった。

日本を含めて投与された53人の観察研究で、７割近い人に症状の改善がみられたため期待できるということになり、治験参加者を無作為に2グループにわけ、レムデシビルを投与したグループと偽薬を投与したグループの治療成績を比較する治験が行われた。米国立アレルギー感染症研究所を中心とする１０６３人を対象にした治験では、回復するまでの日数の中央値が投与群で11日なのに対し、偽薬群は15日で、統計学的に有意な差があった。死亡率には有意な差は無かった。中国・武漢市で２６３人を対象にした治験では、回復までの日数でも死亡率でも効果はみられなかった。

米食品医薬品局（ＦＤＡ）は5月1日、米国立アレルギー感染症研究所における治験の結果を基に、重症の入院患者に対してレムデシビルの緊急使用を許可した。

翌2日、日本政府はレムデシビルの「特例承認」を視野に、政令を改正した。同4日、ギリアド・サイエンシズが承認を申請。３日後の7日には、厚労省が特例承認した。特例承認は、パンデミックの際などにほかに治療薬がなく、緊急に使う必要のある医薬品が対象で、通常の医薬品の審査より簡略な手続きで承認する。日本と同程度の水準の承認制度がある国ですでに承認・販売されていることなどが条件となる。特例承認は、09年の新型インフルエンザウイルスに対するワクチン2種類に対して行われて以来となった。

レムデシビルは、静脈に30~120分かけて点滴する。対象となるのは、人工呼吸器や体外式膜型人工肺（ECMO）による治療の必要な重症患者。厚労省の「診療の手引き　第2・2版」によると、副作用としては肝機能障害や腎機能障害、下痢、皮膚の湿疹などの起こる頻度が高く、頻度は低いものの重篤な副作用としては多臓器不全や敗血症性ショック、急性腎障害などが報告されているという。

効果と副作用の説明を聞くこと

富士フイルム富山化学の「ファビピラビル（商品名アビガン）」も現在、科学的に効果を確認するための治験のほか、投与して経過を観察する観察研究が継続している。

アビガンの作用機序は、レムデシビルと似ている。RNA合成酵素の働きを阻害する作用があり、ウイルスの増殖を妨げる効果があると期待されている。もともとインフルエンザの治療薬として開発されたが、開発の途中の動物実験で、胎児に奇形を誘発する恐れのあることがわかった。インフルエンザパンデミックの発生に備えて治療の選択肢を増やしておくために、パンデミックの際に既存薬の効果が十分ではないと国が判断した場合のみ使える医薬品として備蓄されていた。

アビガンと同じ成分の薬を中国の企業も製造している。中国で実施された治験では、効果があるという結果も報告されている。

後述するように、アビガン承認については、安倍首相の前のめりな姿勢に対し、医療現場などから懸念する意見が出されている。

リウマチ治療薬2種類についても治験が進む。新型コロナウイルスで重症化の一因に、免疫をつかさどる生理活性物質のサイトカインが制御されずに過剰に分泌される「サイトカインストーム」という病態がある。サイトカインの一つ「インターロイキン6（IL6）」は岸本忠三・大阪大学元総長が発見した物質だが、リウマチの発症に深く関係している。IL6の発見が創薬につながったリウマチ治療薬「トシリズマブ（商品名アクテムラ）」「サリルマブ（商品名ケブザラ）」は、IL6の働きを抑える薬だ。現在、国内外の医療機関で新型コロナウイルスの治療に適応外で使われているほか、企業や医師などによって治験や臨床研究が実施されている。ただし、サリルマブの米国内での治験は有効性が確認できなかったとして中止になった。

また、ノーベル医学生理学賞受賞者の大村智・北里大学特別栄誉教授が発見した抗寄生虫薬「イベルメクチン（商品名ストロメクトール）」を使ったところ、死亡率が減少したという報告が米国であり、北里大学などは治験を計画している。

そのほか、ぜんそく治療薬やステロイド、感染者の血清を使った血漿療法などについても国内外で治験や臨床研究が進んでいる。

新型コロナウイルスの治療薬として承認されていなくても、ほかの病気の治療薬として承認されていれば、医師の判断で「適応外使用」として使うことができる。ただし、ほかの疾患で承認されていても、肺炎などを起こした新型コロナウイルスの患者にも安全とは限らない。もし適応外使用を勧められたら、効果や副作用などについてよく説明を受けるだけでなく、ほかの選択肢も聞いた上で、使うかどうか判断した方がいいだろう。

経済的補償で医療崩壊を防ぐ

第2波以降では、医療体制の強化と、医療体制崩壊のきっかけになりかねない院内感染対策の強化は欠かせない。医療体制に余裕ができれば、第1波よりも多い感染者が出ても、すぐに移動などの自粛や緊急事態宣言を出さずにすむ。

第1波では、100カ所以上の病院で院内感染が起きたが、感染症の専門家は「感染管理がきちんとできていれば、院内感染が起きても拡大せずに収束できる」という。

医療崩壊の起きたイタリアやスペイン、ニューヨーク市などと比較して、日本は人口あたりの感染者数も重症患者も死亡者も、一桁は少なかった。それでも、少なくとも首都圏の医療体制は崩壊寸前になっていた。

4月14日に放映されたNHKの「クローズアップ現代+」では、東京消防庁から感染疑いのある80代の患者の救急搬送受け入れを要請された、日本赤十字医療センターの様子をルポしていた。同センターではすでに感染者用ベッドが満床になっていて受け入れられなかった。医師が東京消防庁に協力し、4時間かけて都内を中心に首都圏の病院120カ所以上に電話した。すべて受け入れを断られた。医師は診療に戻らねばならず、受け入れ先を見つける作業は消防庁に任せるしかなかったという。

4月9日時点で、都内の新型コロナウイルス患者の受け入れ可能なベッド数は約1200床。それに対して、感染者は1400人以上いた。

当初は症状が無くても軽症でも感染が判明した人は全員、入院が必要だと厚労省のルールで決まっていた。しかも、症状がなくても潜伏期間中の14日間は最低、退院できず、さらに退院に際しては、時間をあけて2回検査し、2度続けて感染していないと確認できないと退院できなかった。当時、検査は原則として保健所を通して行っていたため、検査結果が戻ってくるのに数日かかり、結果を待つためだけに入院している人もいた。

こういった軽症・無症状患者でベッドが埋まる状況は、その後、改善されてきた。軽症や無症状の人はホテルや自宅で療養することが可能になり、しかも検査も保健所を通さなくてよくなったからだ。

ただ、首都圏の場合、自治体が発表している新型コロナウイルス受け入れベッド数が、いざ患者が増えてきた場合に本当に使えるかどうかは不透明だ。

東京は感染者数も日本一多いが、病院数も日本一多い。このために第1波では、「うちが受け入れなくてもどこかが受け入れてくれるだろう」という意識が一部の病院にあり、感染対策などかなり負荷のかかる新型コロナウイルス患者を回避していた医療機関があったことは否めない。都内の複数の医師によると、感染者数が増えてきた4月初旬になっても、発熱患者ら感染の疑いのある患者を一切、受け入れていなかった大学病院や大規模総合病院が都内に複数あった。また、開業医では、発熱患者はお断り、とするところがあった。

救急患者や妊産婦の救急患者の受け入れに際して、救急や産婦人科の専門医たちが首都圏で作っているようなネットワークを作り、感染者の受け入れ先を総合的に調整する仕組みを作らなければ、第2波で感染者が増えた場合に、対応するのが難しいのではないか。

第2波で心配されるのは、第1波で新型コロナウイルス感染者を受け入れてきた病院が、軒並み赤字になっている点だ。前章で紹介したように、受け入れのために手術件数を制限した病院もあれば、ほかの病床を感染者用に変えたところもあった。ほかの病気の患者に感染させないよう、院内の移動経路を別に確保するために、病院全体の受け入れ患者を制限せざるを得ないところもあった。また、新型コロナウイルスの患者を受け入れているということで、ほかの患者に敬遠されるという側面もあった。

「今後はもっと受け入れを減らさざるを得ない」と話す医師もいる。

第1波で感染者を受け入れた病院が、門戸を狭めたり閉ざしたりしないよう、十分な経済的補償が必要だ。一方、感染者を受け入れていない医療機関でも、全般的に受診を差し控える患者が増え、収入減に直面しているところが多い。こういった医療機関については、一律に補償する前に、受診を差し控えたために重症化したり死亡したりした人が増えたのかどうか、きちんと検証する必要があると思う。受診を差し控えたのは、本来、受診の必要がなかった人たちだった可能性もある。

遅れているIT化への対応を

行政・政治レベルの対応、専門家レベルでの対応についてまとめて記す。

クラスター対策、積極的疫学調査については、繰り返しになるが、引き続き、感染対策で大きな役割を果たせる程度に感染者数を低めに維持していくことが大切だ。

新型コロナウイルスのパンデミックでは、中国や台湾、韓国が、史上初めて、ITやAIを駆使してクラスター対策を実施した。すでに触れたように、国民のスマートフォンの位置情報やブルートゥースを利用して、立ち寄った場所や近くにいた人を記録するアプリ、町中に設置してある多数の監視カメラ、クレジットカードの使用情報などの個人情報を政府などが入手して接触者を割り出し、検査や隔離を徹底的に行った。中国でも韓国でも短期間に数千人規模の接触者を割り出した。ITやAIを使うことにより、クラスター対策をどれぐらい省力化できるのか数値化はされていないが、接触者を割り出す迅速さや把握した接触者の規模は、従来的な方法では実現不可能だっただろう。

中国や韓国の対応をみて、日本を含め、接触者の割り出しにスマートフォンのアプリを導入する国が増えている。日本経済新聞によると、5月24日時点ですでに60カ国以上が導入したという。日本は6月19日にアプリを公表したが、すぐに不具合が見つかり、数週間ほど使えない状態になった。ただ、アプリだけに頼る方法では、国民の多くがアプリをダウンロードしないと効果が期待できないため、どこまで有効かはまだ不明だ。接触者アプリの利用などは、プライバシーや私権の制限にも密接に関係するだけに、国民への情報提供や十分な議論が欠かせない。第2波に間に合わなくても仕方ないのではないだろうか。

一方で、日本は今回のパンデミックで、特別定額給付金の申請や、保健所への届け出の方法など、行政を含めてさまざまな局面でＩＴ化の遅れが如実に表面化した。そちらへの対応の方は急務だ。新型コロナウイルスがＩＴ化の総合的な強化のきっかけになればいいと思う。

7月18日時点で、入国者の検疫では10万９９３件のＰＣＲ検査が実施され、４３７人（0・4％）の感染がわかった。検疫での検査では、潜伏期間中で体内のウイルス量が少ない人の感染は見つけられない。入国後の健康状態のフォローアップが強制力を伴わない要請ベースで実施されているが、これにも大勢の人手がかかる。第1波の第2段階は、欧米から入ってきた感染者から流行が拡大したと分析されているが、もし入国制限をもっと早く実施していたら、その流入は防げたのだろうか。今後、海外からの訪日客や帰国者が増えていくとしたら、入国制限を含めた水際対策をどこまで徹底するのかについては、費用対効果の検証が欠かせない。

休校など、地域の状況に応じた対策を

日本は中国や米国などに比べれば小さな国だ。それでも、地域によって感染状況には大きな差がある。休校や営業の自粛など犠牲を伴う対策は、地域の流行状況に応じて、きめ細やかに行うべきだ。

国内の第1波は、感染者数も死亡者数もそれほど多くなかったのに、社会全体が混乱し、大きな経済的損失が生じ、対策がうまくいかなかった印象が強く残る。

混乱のきっかけとなったのが、安倍首相が2月27日に突然発表した、全国の小中高校に対する一斉休校の要請だ。専門家会議には事前の相談を一切せずに発表した。2週間もすれば春休みになる時期に、感染者がいない地域も含めての一斉休校要請。この時点で国内

の感染者は171人。その7割は北海道と東京、愛知、神奈川に集中しており、感染者のいない県が28県あった。子どもや学校職員はもちろん、働く保護者も、その職場も、給食業者も、給食の材料を提供する農家も混乱した。あまりにも悪影響が大きく、しかも休校の効果はほとんど無かった。

日本小児科学会は、小児は感染が少なく、重症化もまれであることや、学校や保育現場で小児が感染源となったクラスターの発生は、国内外でほとんどみられないと指摘する。そのうえで、学校閉鎖（休校）の有効性について数理モデルで検討した研究などによると、休校は、大規模集会の休止などそれ以外のソーシャルディスタンシングに比べて効果は少なく、死亡者の減少効果も2〜3％にとどまるのに対し、医療従事者が自宅にいる子どもの世話のために仕事を休まざるを得なくなり、医療資源の損失による死亡数が増加し、結果として休校は死亡者をむしろ増加させると推計されているとする。

小児科学会はさらに、学校や保育施設、療養施設などの閉鎖は、子どもの心身を脅かすと警鐘を鳴らす。休校は子どもたちの学ぶ機会を奪う。学びの機会はオンライン教育で多少は補えるかもしれないが、子どもたちの屋外活動や社会的交流は減少する。休校中の子どもたちの抑うつ傾向が増加している。学校給食が無くなることで、給食で栄養を補っていた貧困家庭の子どもたちの栄養状態が懸念される。また、親子とも自宅に引きこもるようになってストレスが高まり、家庭内暴力や子どもへの虐待のリスクが増える恐れもあるという。

後述するが、小児の感染が多く、小児が感染源となったクラスターが多数、発生した09年の新型インフルエンザウイルスパンデミックの時ですら、休校措置の効果とデメリットについては国際的に議論になった。ほとんどの国では休校措置のデメリットの方が大きいとした。日本の研究者は、国内で流行が始まった初期に関西地方で大規模な一斉休校措置を取り、感染が抑制されたことなどから、地域の流行状況に応じた休校措置は有効だと評価した。その評価の背景には、地域のインフルエンザの流行状況に応じて、きめ細やかに学級閉鎖や学年閉鎖といった措置を取る、という日本の長年の経験があるという。

そういった背景を考慮すれば、新型コロナウイルスでも、流行地域で、かつ学校内で流行しているなら学級閉鎖や学年閉鎖をする、といった地域限定的な措置は有効かもしれない。しかし、安倍首相が一斉休校を要請した影響で、それが「標準設定（デフォルト）」になってしまったかのように、新型コロナウイルスでは、学校で1人でも感染者が出るといきなり全校休校措置が取られる。第2波以降では、従来のようなきめ細やかな学校現場の

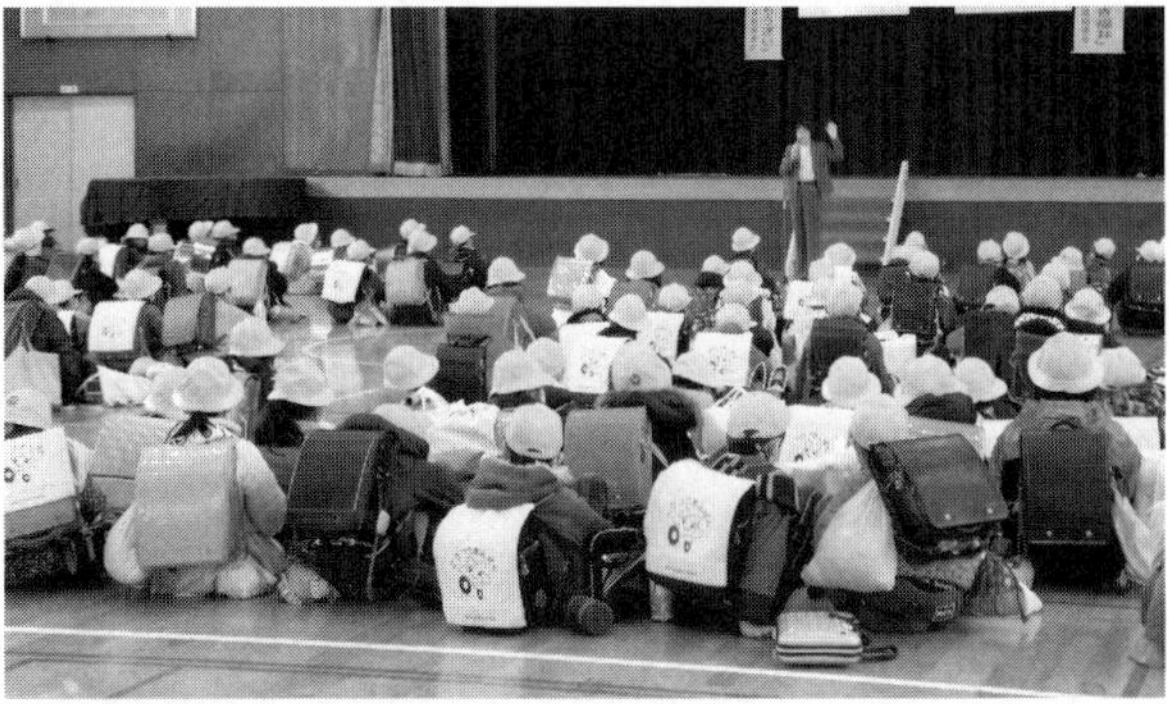

一斉休校が始まる。体育館で校長の話を聞く子どもたち
＝2020年３月２日

感染症対策に戻した方が、子どもへのデメリットが少なくなり、しかも影響を受ける保護者や関係者が少なくなっていいに違いない。

地域の流行状況に応じてという意味では、緊急事態宣言は結果的に対象地域を全国に広げたが、それが本当に必要だったのか、ほかに選択肢がなかったのか、議論の余地があると考える。

集計した数字は公表されていないが、地方の自治体で確認された感染者の相当数が東京由来のはずだ。関東地方のある県の保健所長によると、県内の感染者は全員、東京への出張、あるいは東京から来た人からの感染など、東京由来だという。そうであれば、極論だが、国内版水際対策として、東京など首都圏だけとの往来を制限するという対応も、選択肢として検討してみる価値があるのではないだろうか。経済的な影響も推計した上で、利点と欠点を踏まえ、実現可能性を考えてみるのは無意味ではないと思う。

専門家は政府にも、きちんと意見を

第2波では、政治家や政府は、行政や自治体、専門家が検討するべき問題への介入は控えるべきだ。もちろん、政治家や政府がリーダーシップを執って行うべき対策は多数ある。しかし、感染症対策や医療について専門家や当事者の意見も聞かずに介入するのは、弊害の方が大きい。

前述した安倍首相の全国一斉休校要請について、中島岳志・東京工業大学教授（政治学）は朝日新聞のインタビューに対し、休校するかどうかの決定権は地方自治体の教育委員会にあるのにもかかわらず、安倍首相が教育委員会の関係者には相談せずに休校要請をしたことに対し、「首相の要請は実質上の命令として機能し、99％が休校になりました。首相の行為は法外な行為に思えました」と指摘している。

治療薬アビガンについても同様だ。安倍首相は2月23日の政府の対策本部で、治療薬の研究開発の重要性を指摘した際に、数ある治療薬候補の中からアビガンだけ名前を挙げて紹介した。さらには、5月4日の会見で「今月中の承認を目指したい」と発言した。

治療薬の承認を目指すのは製薬企業だ。政治家でも政府でもない。むしろ政府は、薬の承認が科学的かつ中立的に安全性や効果を評価した上で行われているか、監督する立場だ。アビガンが日本発の薬だから言及したなら、国産の薬にはストロメクトールやアクテムラなどほかにもある。しかも、言及するなら「承認を目指す」ではなく「期待したい」程度が限度だろう。

無害な治療薬はほとんどない。それでも使用が許されるのは、治療効果の方が副作用の害よりも大きい場合だけだ。抗がん剤は、場合によっては命を落とすような重篤な副作用が起きる可能性があっても使用が認められている。一方、新型コロナウイルスは、ワクチンについて記したように、8割以上の人は治療しなくても回復する。だからこそ余計に慎重に効果と副作用のバランスを評価した上で承認されるべきだ。

日本医師会COVID−19有識者会議（座長＝永井良三・自治医科大学長）は5月17日、「新型コロナウイルス感染パンデミック時における治療薬開発についての緊急提言」を出した。アビガンなどを念頭に置き、治療薬の開発には、治療薬を使うグループと使わないグループを無作為に分けて効果を検証する、「ランダム化比較試験を実施することが必須」であるとした。また、統計学的に十分に検証できるよう、ある程度の人数を対象にした試験であるべきだともした。国内でアビガンについて実施されているような、投与して経過をみるだけの「観察研究だけでは有意義な結果を得ることは難しい」と付け加えた。

09年の新型インフルエンザウイルスパンデミックでは、後述するように政治家がワクチンについて介入したために、接種の開始が遅れたり割高な海外のワクチンを輸入したりとワクチン対策が混乱した。また、新型コロナウイルスの第1波でも、一斉休校などで社会が大混乱した。そういった教訓に学ぶべきだ。

一方、専門家、とくに政府の新型コロナウイルス感染症対策分科会の専門家には、日本小児科学会や医師会COVID-19有識者会議のように、政治家や政府の打ち出した政策に、是々非々できちんと意見を述べてもらいたい。トランプ米大統領に物申すアンソニー・ファウチ米国立アレルギー感染症研究所長のように、必要な時にはきちんと首相に物申す専門家の姿を期待したい。

第Ⅱ部　パンデミックとの戦い

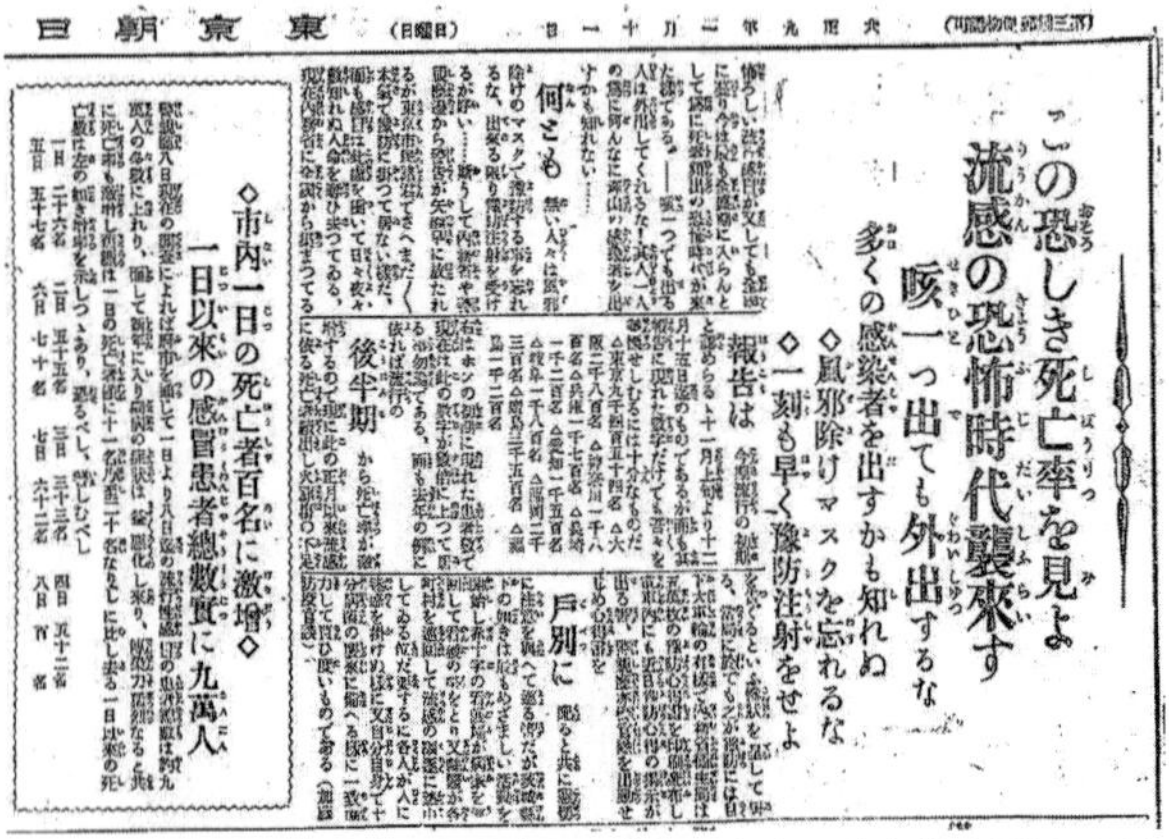

東京朝日

この恐《おそろ》しき死亡率《しばうりつ》を見《み》よ
流感《りうかん》の恐怖時代襲來《きようふじだいしふらい》す
咳一《せきひと》つ出《で》ても外出《ぐわいしゆつ》するな
多《おほ》くの感染者《かんせんしや》を出《だ》すかも知《し》れぬ
◇風邪除けマスクを忘れるな
◇一刻《いつこく》も早《はや》く豫防注射《よばうちゆうしや》をせよ

何とも

報告《ほうこく》は

後半期

戸別に

◇市内一日《しないいちにち》の死亡者百名《しばうしやひやくめい》に激増《げきぞう》◇
一日以來《いちにちいらい》の感冒患者總數實《かんぼうくわんじやそうすうじつ》に九萬人《くまんにん》

「スペイン風邪・第２波」流行当時、惨状を伝える東京朝日新聞。死亡率の高さに触れ「咳一つ出ても外出するな」と訴えている＝1920年１月11日付

第1章　世界の歴史を変えた災厄——ペスト

地域の人口を半減させたペスト

新型コロナウイルスの流行をきっかけに、1947年にフランスで出版されたアルベール・カミュの『ペスト』が世界中で改めて注目を集め、国内でもミリオンセラーになった。『ペスト』の舞台は旧フランス領アルジェリアの都市オラン市。致死率が5割とも10割ともされるペストに感染した住民が次々と倒れる中、感染の拡大を防ぐために市がロックダウンされた。外部との行き来が途絶され、極限の状態に陥った人々に、さらに不条理な出来事が追い打ちをかける。そんな人間の有りようを描いた作品はカミュの代表作の一つとなり、57年、史上2番目に若い44歳でのノーベル文学賞受賞へとつながった。

ペストはペスト菌による感染症だ。『ペスト』が出版された頃には、すでにペスト菌は発見されていた。しかし、治療に使われる抗生物質は、まだ医療現場には普及しておらず、相変わらず致死率が高くて恐れられていた。

ペストが人類にもたらした災厄の歴史は古い。ペストを表すフランス語「peste」や英語「plague」といった単語が、感染症の一種であるペストを表すだけでなく、大規模な疫病や災難も意味するのは、そういった災厄の歴史を反映してのことだ。ペスト以外にも天然痘やインフルエンザなど、紀元前から大流行を起こしてきただろうと推測されている感染症はいくつかある。それでも、天然痘やインフルエンザを表す単語が大規模な疫病や災難を意味する言葉として使われることがないのは、それだけ人類史上、ペストによる被害が甚大で、しかも社会に与えた影響が大きかった証だ。

ただ、ペストは、天然痘とは異なり、感染した後に痕跡が残るわけではない。このため、ミイラや化石からは感染がわからない。歴史家の間で確実にあったとされているパンデミックでもっとも古いのは、6世紀の東ローマ帝国での大流行だ。

『人類と感染症の歴史』(加藤茂孝)や『A Pest in the Land』(スザンヌ・アルチョン)などによると、皇帝ユスティニアヌス1世(在位527〜565年)統治下の541〜2年に始まった。皇帝自身も感染したことから、このパンデミックは「ユスティニアヌスのペスト」と呼ばれる。ユスティニアヌス1世は命は落とさなかったものの長らく闘病を余儀なくされ、予定していた領土拡大のための遠征をあきらめざるを得なかったとされる。

「ユスティニアヌスのペスト」による感染はエジプトやパレスチナ、東ローマ帝国の首都コンスタンティノープル(現トルコのイスタンブール)に広まった。最盛期にはコンスタンティノープルで1日に5000〜1万人もが命を落とし、コンスタンティノープルの人口は4割減ったという。ペストの流行は帝都にとどまらず、イタリアやドイツ、フランス、英国へと伝播し、約60年間にわたり中東や欧州で猛威をふるい続けた。

ペストはその後7世紀にかけ、中東や欧州で局地的な流行を繰り返し、地域の人口が4〜6割減ったとみられている。しかし、8世紀末までには、欧州や中東からは姿を消す。

感染源は船で来たネズミとノミ

ペストが再び欧州や中東に現れ、大流行したのは中世期末の14世紀だ。人類史上最悪とされるパンデミックの一つを引き起こした。ジョヴァンニ・ボッカッチョの『デカメロン』やウィリアム・シェイクスピアの『ロミオとジュリエット』など欧州の文学にしばしば登場するパンデミックだが、流行が始まったのは中国だと考えられている。

ペスト菌は、自然界では、ネズミなどの齧歯類《げっし》を自然宿主としている。『感染症の世界史』(石弘之)などによると、8世紀末に欧州や中東から姿を消した後、中国と地中海沿岸地域を結ぶシルクロード沿いのキルギス(現キルギス共和国)北西部にあるイシク・クル湖の周辺に生息する齧歯類マーモットの間で感染を繰り返していたとされる。マーモットは山岳地帯に多く棲む、齧歯目リス科の小動物だ。中国やモンゴルでは古くから食用にされており、地元の住民に絶えることなく感染を起こしていたらしい。

1330年初頭、イシク・クル湖がある中央アジアでペストの流行が始まった。それは中国全土に広まった。1334年には、中国東部にある河北省で、人口の9割にあたる約500万人が亡くなったという。

中国に端を発したペストの大流行は、陸と海のシルクロードを行き来する軍人や商人らを介して西へと広がっていった。流行が始まる前の13世紀にモンゴル帝国が朝鮮半島から黒海沿岸まで勢力を広げて以来、ユーラシア大陸を横断するシルクロードを主要な経路とした交易が、かつてないほど盛んになっていた。加えて、エジプトなどの中東や北アフリカとは、「海のシルクロード」と呼ばれる海路による交易も活発に行われていた。

イタリアの歴史書などから、欧州ではまず現在のイタリア・シチリア島にペストが上陸したとされている。時は1337年10月。当時のジェノヴァ共和国がクリミア半島に建てた植民都市カッファ（現ウクライナのフェオドシヤ）経由でアジアから来た船が、イタリア・シチリア島のメッシーナに停泊した。その船に乗っていたネズミやクリミア半島産の毛皮にくっついていたノミが、ペスト菌を運んできた。

ペスト菌は、マーモットだけでなく、齧歯類のノネズミやクマネズミなどにも感染する。

ただし、ヒトは、ネズミなどから直接感染するよりもむしろ、ネズミに寄生しているノミにかまれて感染することが多い。シチリア島でも、クリミア半島からきたネズミにヒトがかまれて感染したというよりは、ネズミや毛皮にくっついていたノミにかまれて感染が広まっていったと考えられている。

シチリア島に上陸したペストは翌年にはローマやフィレンツェなどイタリア国内に広がり、1350年までにはフランスや英国、北欧、中欧と、欧州全域へと拡大していった。イタリア・フィレンツェでは1338年に12万人だった人口が1351年には5万人に減り、パリの人口の半数が亡くなった。一度の流行では収まらず、流行の波は何度も繰り返した。当時の欧州の人口の3～4割にあたる、2500万～3000万人が命を落とした。欧州各地の農村地帯には、住民の大半が倒れ、壊滅して打ち捨てられた村が多数あったという。

前出『A Pest in the Land』を記した歴史学者のスザンヌ・アルチョンは、8世紀以来、久しく欧州ではペストが発生していなかったために、ほとんどの住民がペスト菌に対する免疫を持っておらず、それが被害を大きくした一因ではないかと指摘している。

米国勢調査局の推計によると、1340年に約4億4300万人だった世界人口は、ペストのパンデミックにより1400年には約3億5000万人まで減少した。パンデミックの犠牲者が約9300万人にのぼった計算になる。1500年になっても世界人口はまだ4億2400万人で、パンデミック前の人口に戻るのに200年近くかかった。

資本主義と宗教改革のきっかけに

ペストのパンデミックは、中世ヨーロッパの社会構造に変革をもたらした。ペストは、封建制度が崩壊する原動力となると同時に、資本主義の萌芽を生み出した。

大きな要因は人口減少だ。農村では、ペストの猛威で農民が減っただけでなく、ペストによる人口減少で人手不足になった都市部で高賃金の仕事に就く機会が増えたため、生き残った農民までもが逃げ出した。こうして多くの農村が無人となったことがきっかけで、荘園領主と農民の力関係が大きく変わった。それまで領主の農奴として年貢を納めていた農民たちの地位が向上し、領主から農地を賃借したり、領主から賃金を受け取って農作業に従事したりするようになった。このような小作農という形態での賃金労働者の登場は、封建制度から資本主義へと社会構造が移行していく先駆けとなった。

細菌やウイルスという存在がまだ知られていない当時、目に見えない原因で、家族や知人が次々に倒れ、いつ自分が、という状況に置かれた人々は、どのような精神状態になるのだろうか。加藤茂孝・元国立感染症研究所室長は『人類と感染症の歴史』で、①刹那的な欲望の追求や浪費に身を持ちくずす②悪疫が神からの試練であると考えて懺悔して神仏に頼る③犯人を仕立て上げて迫害する、といった状態が考えられると書いている。

このうち②は、宗教改革へとつながっていく。救いを求めて教会で熱心に祈りを捧げた人々は、次第に教会の無力さに失望したり、不信感を抱いたりするようになった。そのような状況の中で、聖書に書かれた教えに忠実にあるべきだとするジョン・ウィクリフによるロラード派が生まれ、さらにはウィクリフの影響を受けたヤン・フスによるフス派が登場した。15世紀初頭、フスは、教会の枢機卿によるコンスタンツ公会議で異端と宣告され、火刑に処された。これに対してフスを慕っていたボヘミアの人々が蜂起し、フス戦争が勃発。ローマ教皇や神聖ローマ帝国が派遣した十字軍と何度も戦った。こういった動きは16世紀のマルティン・ルターによる宗教改革の布石となった。

ペスト菌発見をめぐる北里柴三郎の「戦略」

ペストの原因となる病原体、ペスト菌が発見されたのは、歴史上3度目のペストのパンデミックの最中だった。このパンデミックは1855年に中国・雲南省で始まり、1884年に香港で大流行したのをきっかけに世界中に広がった。中国やインドでは約1200万人の犠牲者が出たとされる。

香港における大流行の最中の1894年、明治政府から派遣された細菌学者、北里柴三郎と、仏パスツール研究所から派遣された細菌学者アレクサンドル・エルサンがほぼ同時にペスト菌を発見した。

北里柴三郎は当時、福沢諭吉の支援で設立した伝染病研究所を率いていた。ドイツの細菌学者ロベルト・コッホの研究室でジフテリアの血清療法の開発など大きな業績をいくつも挙げて帰国して2年目だった。明治政府が結成したペスト調査団の一員として、香港に派遣された。調査団には、東京大学の病理学の教授、青山胤通《たねみち》らもいた。

当時の香港では、遺体の解剖は亡くなった人への冒瀆とされていた。そこで日本の調査団は香港に到着した2日後の6月14日から、秘密裡に、ペストで亡くなった患者の遺体の解剖を始めた。病理医の青山らが解剖し、臓器などの検体を北里が顕微鏡で調べた。調べた遺体は死後11時間ほど経っており、エアコンのない時代の香港の暑さで腐敗が進んでいた。このため遺体の臓器などには多数の微生物がいた。

しかし北里には戦略があった。ペストの症状が、恩師コッホの発見した炭疽《たんそ》菌に感染した際の症状と似ていることに注目した。リンパ節や脾臓の腫れが似ていた。ペストの病原体も炭疽菌と同じように患者の血液中にいるに違いないと考え、遺体の脾臓や血液を調べることにしたのだ。当時、患者の血液中にいることが知られていた病原体は、炭疽菌と回帰熱を起こす細菌ぐらいだった。

調査を始めた初日に、ペスト菌とみられる細菌を発見した。直ちに、ほかの患者の遺体からも同じ細菌が見つかるかどうかといった確認作業に入り、4日後の6月18日にはペスト菌の発見を公表した。翌19日には、内務省に病原菌を発見したと電報を打ち、7月7日には、恩師コッホの研究所に宛てて、ドイツ語の論文と、分離したペスト菌株を発送した。そして8月11日、25日と続けて英医学誌「ランセット」に論文を発表した。

感染防護手段が不十分な時代であり、しかも解剖は秘密裡にしなければならないために、きちんとした解剖室ではなく、病院のわきにある小屋で行った。解剖を担当した青山ら複数の調査団員や、現地で協力してくれていた医師らがペストに感染した。青山は一命を取りとめたものの、現地の医師は命を落とした。

一方、仏政府と仏パスツール研究所から派遣されたエルサンは、香港在住のイタリア人牧師の協力を得て、病原体の探索を始めた。そして、北里に遅れること約1週間でペスト菌を発見したとされる。その後、ペスト菌の性質を確かめる実験を行い、詳細をまとめた論文は仏パスツール研究所年報に掲載された。

北里はペスト菌の分類などを記述する際に、過ちを犯した。ペスト菌はグラム染色で染まらない「グラム陰性」である。それを、北里は「グラム陽性」とした。エルサンは正しく記述していたため、北里が見つけたのは、調べた検体に混入していた異なる細菌ではないかなどという批判が国内外から出た。北里は幸い、発見したペスト菌株をドイツの研究所に送っていたので、北里の発見した細菌もエルサンの発見した細菌と同一であると確認され、1897年に開かれた万国衛生会議で、ペスト菌の発見者は北里とエルサンであると認められた。

しかし、その後も北里に対する批判は止まなかった。また、香港での大流行から5年後、日本にもペストが上陸し、国内の感染者のペスト菌を調べた北里は、自分の論文が誤っており、ペスト菌がグラム陰性であることを確認すると、自分がペスト菌の発見者であることを主張しなくなったという。

そんな経緯があり、北里の没後30年以上経った1967年、ペスト菌の属する細菌群の分類が変わった際に、ペスト菌の学名は「エルシニア・ペスティス（Yersinia pestis）」と、エルサンの名前だけに由来した名称になった。

最短12時間で発症する「飛沫感染」

ペストには、症状や感染経路の違いにより、三つのタイプがある。腺ペストと敗血症ペスト、肺ペストだ。ペストの8割程度を占めるのが腺ペストで、ペスト菌を持っているノミに吸血されたり、感染した動物の体液などに接触したりした傷口や粘膜から感染する。

潜伏期間は1〜6日程度。感染した部位の近くのリンパ節、多くの場合はわきの下や鼠《そ》径部《けいぶ》（またの付け根の部分）、首にあるリンパ節でペスト菌が増え、リンパ節の組織は壊死《えし》し、リンパ節が腫れて痛みが生じるほか、発熱や悪寒、頭痛といった症状も起きる。

敗血症ペストはペストの1割ほどだ。腺ペストが進行して敗血症ペストに移行する場合もあれば、リンパ節が腫れるといった腺ペストの状態を経ずに、血液感染からいきなり、敗血症の症状が起こる場合もある。敗血症の症状は多様で、悪寒や震え、発熱、体の節々の痛み、皮膚が冷たくなる、吐き気、下痢、混乱するなどの意識障害、息切れ、頻脈などだ。また、皮下に黒い出血斑が出ることもある。これが、ペストが「黒死病」と呼ばれる由来だという説が一般的だ。敗血症ペストになると、適切な治療を受けなければ3、4日後には全身に急激なショック症状が起き、昏睡状態になったり、手足の一部に十分な血流がいかなくなったりする壊死状態が生じ、2、3日以内に死亡する。

肺ペストは、もっとも致死率が高く、治療をしなければほぼ全員が死亡する。致死率はほぼ10割だ。腺ペストの末期や、敗血症ペスト状態になった途中で、ペスト菌が肺にまで入ることによって引き起こされる。患者の肺では、体の隅々まで酸素を供給する上で重要な働きをする肺胞が壊れる。患者はペスト菌を含んだ血痰などを分泌する。患者が咳などをした時に飛び散る飛沫によって、ヒトとヒトの間で感染が広がる。気道を介した感染なので、潜伏期間は通常2～3日だが、飛び散る飛沫に含まれるペスト菌の量などによっては最短で12～15時間で症状が出るという報告もあるという。

肺ペスト発病後は、24時間以内に死亡するとされる。40度前後の高熱、強烈な頭痛や嘔吐、急激な呼吸困難、鮮やかな紅色の血痰などの症状を伴うことが多い。

地上から姿を消したわけではない

抗生物質の発見と開発により、20世紀中ごろからペストの治療が可能になり、致死率は劇的に下がった。抗生物質の登場前は5〜10割だったのが、手遅れにならない時期に診断して治療すれば1割程度になった。

ただし、いまもペスト菌は地上から姿を消していない。

WHOによると、2004〜15年の間に世界で約5万7000人が感染し、約4700人が亡くなった。17年にはマダガスカル、05〜06年にはコンゴで、千人単位の局所的な流行が起きている。ペスト菌が常在していると考えられているのは中国、中央アジア諸国、米国、アフリカの一部などだ。

前述のように、自然宿主は齧歯類だ。このため、漢字でペストは「癘」と書く。ペスト菌が感染する齧歯類は多様で、クマネズミやノネズミなどネズミ類はもちろん、リスに近い姿かたちのマーモット、プレーリードッグなどにも感染する。ペスト菌は血液中にいるため、ネズミなどの小動物に寄生しているノミが動物の血を吸うことでペスト菌がノミの体内に入る。ペスト菌はノミの体内では口の周りに多く存在するため、ペスト菌を持つノミが別の小動物をかむ際にペスト菌がうつる。ペスト菌は齧歯類からノミ、ノミから別の齧歯類というサイクルで感染を繰り返す。通常は、このサイクルに人間が入ってくることはない。しかし、ペスト菌を持ったノミにかまれたり、まれにペスト菌に感染した動物の体液に触れたりかまれたりすることで、人間にもペスト菌が感染することがある。

ネコやイヌへの感染も報告されている。14年には、ペスト菌の自然宿主であるプレーリードッグが生息している米コロラド州で、ペット犬が発病して死んだ際に、ペストとは気づかずに治療した獣医ら医療従事者と、つき添って看取った飼い主らが感染した。

また、中国やモンゴルでは伝統的に、マーモットを食用にする地域がある。21世紀に入ってからも、マーモットを食べる夏や秋に、ペストの流行が報告されている。

ペストは、自然の宿主である齧歯類が地球上に繁殖しているため、根絶は実質的には不可能だ。一方で、ペスト菌に感染する人はまれなので、肺炎症状が起きても、ペスト菌が疑われることはほとんどなく、最初は別の感染症だと診断される患者も少なくない。すると早期に治療が始められないことになる。

ペスト菌の常在地では、できる限り齧歯類と接触しないように注意し、自然宿主がいる野山に行く際には、長ズボン、長そでを着て、外に出ている皮膚には防虫剤をスプレーする、ペットを飼っている場合はノミが発生しないようにする、といった注意が必要だ。

第2章　史上最悪のパンデミック——スペイン風邪

日本国内の死者、3年で約40万人

新型コロナウイルスの世界的大流行の1世紀前、1918～20年に世界を席捲したのがスペイン風邪だ。科学的に検証されている20世紀以降のパンデミックの中で、もっとも多くの犠牲者を出した。感染者や死者の推計人数には諸説あるが、世界人口約18億～20億人の約3分の1が感染し、2000万～5000万人が亡くなったとされる。国内では、当時の人口約5600万人の4割にあたる約2400万人が感染し、死亡者数は39万人とも45万人ともいわれる。当時は第一次世界大戦のさなかだったが、世界中で大戦の犠牲者よりも多くの人々がスペイン風邪に倒れた。

世界人口の5分の1が亡くなったとされる中世のペストのパンデミックには及ばないものの、ペストは数十年間続き、犠牲者数はその間の累計であるのに対し、スペイン風邪の犠牲者はわずか3年余りの短期間で亡くなった人数だ。それが、「スペイン風邪は人類史上、最悪のパンデミック」と言われるゆえんだ。

国外では、世紀末ウィーンを代表する画家グスタフ・クリムトや、クリムトの弟子で、セルフヌードなど独自の肖像画の世界を生み出したエゴン・シーレ、『ミラボー橋』で知られるフランスの詩人ギヨーム・アポリネール、日本の政治学者や経済学者らにも大きな影響を与えたドイツの社会学者マックス・ヴェーバー、「近代医学の父」とも呼ばれるウィリアム・オスラーらがスペイン風邪の犠牲となった。

国内では、東京駅や日本銀行本店などの設計で知られる建築家の辰野金吾、日本人女性として初めてアメリカの大学を卒業した大山捨松（津田梅子らと岩倉使節団に随行して渡米）、文芸評論家・劇作家の島村抱月らが命を落とした。

スペイン風邪の猛威から逃れることができた土地は地球上にほとんど無かった。南北アメリカ大陸やユーラシア大陸、アフリカ大陸の国々、オーストラリア、ニュージーランド、そして南太平洋の島々にまでウイルスは伝わった。

『人類対インフルエンザ』（トム・クイン）によると、都市部の住民より、地方、とくに人口の少ない地域の出身者の方が重症化しやすかったという。インフルエンザウイルスのみならず、二次感染を起こすさまざまな病原体にさらされる機会が少なく、免疫をもっていなかったからだと考えられる。イヌイットの死亡率は欧米各国の平均よりかなり高く、北極圏では住民が死に絶えた村もあった。南太平洋の島国では、人口の半分、あるいは3分の1を失ったところもあったという。

「尋常一様ならざる特性を有する」

スペイン風邪は、英語の「Spanish Flu」の邦訳だ。風邪と呼ばれるが、実態はインフルエンザウイルスへの感染によって起こるインフルエンザだ。このため、スペイン風邪ではなくスペイン・インフルエンザと記した方が正確だという専門家もいるが、本書では通称のスペイン風邪と表記する。

スペイン風邪流行当時はまだ電子顕微鏡が無く、原因がウイルスだということはわかっていなかった。ウイルスよりも10～100倍大きい細菌は、光学顕微鏡で観察でき、19世紀にはルイ・パスツールやロベルト・コッホといった、現代細菌学の始祖と呼ばれるような細菌学者によって盛んに研究されていた。19世紀末には、ドイツのコッホ研究所にいたファイファー（プファイファー）や北里柴三郎が、患者の鼻やのどから小型の桿《かん》菌を発見し、それをインフルエンザの病原体だとして発表し、「インフルエンザ菌」と命名した。

しかし、スペイン風邪が流行したころまでには、インフルエンザ菌はインフルエンザの病原体だという説を否定する見解が多数、出されていた。当時、日本で伝染病を担当していた内務省衛生局によるスペイン風邪の報告書、『流行性感冒「スペイン風邪」大流行の記録』は、インフルエンザの原因について「病原問題はなお未解決なり。約30年前にすでに確定せられたりと信ぜられし『インフルエンザ』病原が、進歩せる微生物学の技術により、多数の学者によりて研究せられたる結果、再び模糊の迷路に彷徨するの観あるにいたりしは、これ本病が尋常一様ならざる特性を有するがため……」（＊現代仮名遣いに改変）と記している。

細菌よりも小さな、感染性を持った存在があるということは19世紀末から指摘され始め、間接的には存在を示すような実験が行われていた。ただし、ウイルスは電子顕微鏡の登場を待たなければ直接は観察できなかったため、ウイルスの存在が目で見て証明されたのは、電子顕微鏡が発明された1930年代になってからのことだ。インフルエンザウイルスが発見されたのも1933年になってからだった。

誤解された発生源

スペイン風邪の流行が始まった時期や場所については諸説ある。しかし、「スペイン風邪」という俗称の由来となっているスペインで始まったのではない、という点については異論がない。

欧米で、例年とは異なる規模や重症度で、感染性の急性呼吸器疾患が流行しているらしいと広く認識されるようになったのは1918年春のことだ。第一次世界大戦の最中だった。米国や英国、フランスなど第一次大戦を戦っている国の政府は、感染症の流行情報を隠し、報道管制も敷いた。

一方、スペインは中立を保って参戦しておらず、報道管制もなかった。マドリードでも18年春、流行が始まった。「3日熱」と呼ばれた。感染力が強く、同年5〜6月の間にスペイン国内で約800万人が感染した。国王や閣僚らも感染し、工場や商業施設は閉鎖され、交通機関は止まり、国中の機能がまひした。そういった状況が大きく報道され、世界に知られるところとなった。このため、発生源はスペインだと誤解され、「スペイン風邪」と呼ばれるようになった。

最初の発生地がどこなのかはいまだに不明だが、最も多くの研究者が受け入れているのは、米国に端を発し、ヨーロッパ戦線に派遣された米兵によって広まった、とする米国の医学史学者アルフレッド・クロスビーの説だ。インフルエンザはペストや天然痘などの伝染病とは異なり、保健当局に報告する義務がなかったため患者数について統計が無い。しかし、インフルエンザとそれに伴って二次的に起きる肺炎が原因で死亡した人の年代別分布をグラフにすると、例年は10歳未満の小児と60歳以降の高齢者の割合が高くてグラフは「U」字型になる。しかし、クロスビーによると18年春は、20代の若者の比率が例年よりも高く、変形の「W」字型になっている都市が全米各地にみられた。W字型の真ん中の小さな山が、スペイン風邪による肺炎ではないかとクロスビーは説明する。

インフルエンザのような症状のある患者の受診記録をきちんと残している組織で、もっとも日付が古いもののひとつは、米カンザス州にある陸軍のファンストン駐屯地（現ライリー常設駐屯地）だ。18年3月4日以降、発熱や頭痛といった症状で駐屯地の診療所を受診する兵士が続出した。1日に1000人発症した日もあったという。大部分の兵士は2～3日で回復に向かったが、一部は肺炎を起こした。3月の1カ月で233人が肺炎になり、48人が亡くなった。

全米に36カ所ある大規模な陸軍駐屯地のうち20カ所以上で感染者が出た。ヨーロッパ戦線に送る兵士の訓練のために、各地の駐屯地はすし詰め状態だった。定員の倍近い人数を急ごしらえの兵舎に詰め込んでいる状態で、感染が広まるのに最適の環境だった。

18年3月に米国からヨーロッパに送られた兵士は8万4000人、翌4月は11万8000人だ。インフルエンザに感染した兵士もおり、スペイン風邪は各国の兵士たちの軍事行動とともに米国からフランス、イタリアなどヨーロッパ各地へ広がり、その後ロシアや、インドなどアジアへと広がっていった。第一次世界大戦は、ドイツ植民地のあるアフリカ大陸でも戦われていた。欧州から兵士や武器などが送り込まれるのに伴い、スペイン風邪もアフリカ大陸に伝わり、大きな被害をもたらした。こうして18年春から2~3カ月のうちに世界規模の大流行、パンデミックへと移行していった。

スペイン風邪の起源については、18年の早い時期に米国で始まったとする説以外に、その1~2年前にフランスや英国の基地で始まっていたとする説もある。また、中国が発生源で、欧米にやってきた中国人労働者から広まったとする説もある。

「生ぬるい」――与謝野晶子の政府批判

内務省によると、日本でスペイン風邪の流行の兆しが見え始めたのは18年8月下旬ごろだ。当時、国外との往来はもっぱら船だった。同年5月に横須賀港に寄港した軍艦にスペイン風邪の感染者が250人乗船していてそこから広まった、あるいは同年9月に北米から横浜港に来航した船舶の乗客から感染がもたらされた、といった説があるが、結局、どのような経路で国内にスペイン風邪がもたらされたのかは不明だ。

9月上旬には流行の勢いが増し、10月上旬には勢いが「熾烈《しれつ》」になって全国に広がり、11月にもっとも「猖獗《しょうけつ》」を極めた。9月に感染が流行し始めたのは神奈川や静岡、福井、富山、茨城、福島で、10月下旬には北海道へ、11月上旬には沖縄へと及んだ。

歴史学者、速水融《あきら》の『日本を襲ったスペイン・インフルエンザ』は、日本におけるスペイン風邪の記録を丹念に集めた歴史書だ。速水が収集した史料の一つが、当時の新聞記事だ。全国紙だけでなく、1府県あたり最低1紙の地元紙を目標にして記事を集めており、全国の動向がわかる。

同書によると、18年11月2~3日にかけての「福岡日日新聞」では、「悪性感冒猖獗」といった見出しの記事で、郵便局員の40%が感染して配達に支障をきたし、臨時に、健康な生徒を代用せざるを得ない状況などが報じられていた。

スペイン風邪の国内最初の流行で死亡率が高かったのは京都、大阪、神戸だったという。大阪市内の3カ所の火葬場では、ふだんは1日70~80人の遺体を焼却していたのが、スペイン風邪で死亡者が増えて1日120人以上の遺体を焼かなければならなくなり、遺体が堆積した。しかも職員にも感染が広がって、火葬のために地方に死体を送らなければならなくなり、大阪駅の棺の取り扱いが増大したという。

歌集『みだれ髪』などで知られる与謝野晶子は18年11月10日、小学生の子どもが学校で感染したのをきっかけに、次のような文章を「横浜貿易新報（現神奈川新聞）」に寄せた。夫、鉄幹や5男6女の13人家族が、2人を例外に次々と感染するスペイン風邪の伝播力の強さと、それに比して政府の対策が生ぬるいと批判した。

「今度の風邪は、世界全体に流行っているのだといいます／風邪までもが交通機関の発達につれて世界的になりました／この風邪の伝染性の急激なのには実に驚かれます／私の宅などでも一人の子供が小学から伝染してくると、家内全体が順々と伝染して仕舞いました…東京でも大阪でもこの風邪から急性肺炎を起こして死ぬ人の多いのは、新聞に死亡広告が増えたのでも想像することが出来ます。文壇からにわかに島村抱月さんを失ったのも、この風邪の与えた大きな損害の一つです／盗人を見てから縄をなうというような日本人の便宜主義がこういう場合にも目につきます…日本人に共通した目前主義や便宜主義の性癖の致す所だと思います／米騒動の時にはおもだった都市で五人以上集まって歩くことを禁じました／伝染性の急激な風邪の害は米騒動の一部的局部的の害とはちがい、大多数の人間の健康と労働力とを奪うものです／政府はなぜいち早くこの危険を防止する為に、大呉服店、興行場、学校、大工場、大展覧会等、多くの人間の密集する場所の一時的休業を明示しなかったのでしょうか／そのくせ警視庁の衛生係は新聞を介して、なるべくこのさい多人数の集まる場所へ行かぬがよしと警告し、学校医もまた同様のことを子供たちに注意しているのです／社会的施設に統一と徹底の欠けているために、国民はどんなに多くの避けらるべき、禍を避けずにいるか知れません」（＊一部、現代表記に改変）

病原性が高まった第2波の惨状

スペイン風邪は、18年以降、3度の流行の波がある。欧米の場合、18年春から夏にかけてが第1波、同年8月下旬から年末にかけてが第2波、翌19年初頭から春にかけてが第3波だ。

いずれも、感染力は強く、次々と感染が広がっていった。ただ、第1波では、患者を重症化させる病原性は、通常のインフルエンザに比べて特段、高いというわけではなかった。それが、第2波になると、重症化して肺炎などを起こして死亡する感染者の割合が第1波に比べて明らかに多くなり、病原性が高まった。

病原性が高まった第2波のスペイン風邪の恐ろしさを、米軍の軍医らが記録に残している。米国内各地の基地・駐屯地は悲惨な状況になっていた。前出のクロスビーによると、18年9月、世界的に著名な病理医、ウィリアム・ウェルチはボストン近郊にあるデブンズ駐屯地に行った。軍の要請で、次々と兵士が倒れていく原因を解明するためだ。ウェルチが到着する直前の2週間余りで、駐屯地所属の1万2604人の兵士がスペイン風邪に感染し、1902人が肺炎を起こしていた。

2000人の患者を診る能力しかない駐屯地の病院が、8000人以上を見なければならなかった。急場しのぎのバラックが建てられたが、看護師も医師も足りなかった。新たに入隊したばかりの若い20代の兵士を集めた駐屯地では通常、1週間に10人も死亡者が出たら一大事だ。しかし、ウェルチが到着する直前の24時間で、肺炎になった兵士のうち66人が命を落としていた。遺体安置所には灰色になった遺体が山積みになっていた。

ウェルチらが解剖した兵士の遺体の肺は、青く腫れていた。肺の内部は、血液のまざった液体が充満していた。ウェルチは当初、「これは新たな感染症か、肺ペストに違いない」と考えた。スペイン風邪が起こる直前の10〜17年には中国で肺ペストが流行していた。そして10年代後半には、数十万人の中国人労働者が北アメリカ大陸経由でフランスへ渡っていたからだ。ウェルチと一緒に解剖した医師の中には、敵国による生物兵器を疑った軍医もいた。

病原体が見つかっていない状態で本当の死因を特定するのは難しい。しかし、ウェルチらデブンズ駐屯地を訪れた医師たちは、原因がわからなくても、この状態を放置しておく余裕は一刻もないという点で意見が一致した。陸軍司令官に対し、デブンズ駐屯地にこれ以上の兵士を送り込まない、デブンズ駐屯地からほかの駐屯地や基地に兵士を派遣しない、駐屯地にいる兵士を減らし、1人あたり約15平方メートルの面積を確保する、看護師や医師を増やすといった提言を行った。

しかし、司令官には、提言を実行する余裕がなかった。第一次世界大戦がいよいよ決戦の時を迎えていたからだ。提言を受けとった翌日から、ヨーロッパ大陸の西部戦線で米国の援軍を待ってなんとか持ちこたえていたイギリスとフランス軍に加勢。英米仏連合軍として、ドイツ軍を押し返そうとムーズ・アルゴンヌ攻勢を開始した。11月までの1カ月半に総勢120万人の米兵が派遣された。スペイン風邪の拡大は止まらず、連合軍側の兵士のみならずドイツ軍兵士、兵士が立ち寄った土地や帰国した母国などで次々と感染が広がり、犠牲者を増やした。

米国内でも犠牲者は急増した。クロスビーによると、ニューヨーク市では10月下旬に1

週間で5222人が亡くなり、フィラデルフィアでは4597人が亡くなった。

医師も看護師も不足し、患者は床の上に

欧米より数カ月遅れでスペイン風邪の流行が始まった日本でもやはり3度の流行の波があった。内務省によると、第1波（内務省は「第1回流行」と呼んでいる）は18年8月～19年7月、第2波（第2回流行）は19年9月～20年7月、第3波（第3回流行）は20年8月～21年7月だ。一方、速水によると、日本では当時、第1波に相当する18年10月からの流行を「前流行」、第2波と第3波を合わせた1919年12月からの流行を「後流行」と呼んでいたという。

内務省によると、感染者数は第1回流行の期間中がもっとも多く、約2117万人、第2回流行が約241万人、第3回流行が約22万人だった。一方、国内においても第2波ではインフルエンザウイルスの病原性が高まっており、致死率をみると、第1回流行期間は1・22%だったのが、第2回流行期は5・29%に達した（図表⑤参照）。とくに20年3月、4月は、図表には示されていないが致死率が10%以上にものぼった。

内務省の報告書は、看護師も医師も足りず、医師は東奔西走しても受診希望の患者をす

⑤スペイン風邪・第2波の致死率

流行期別の日本国内の患者数と死者数

	1918年8月～19年7月 第1波	19年9月～20年7月 第2波	20年8月～21年7月 第3波	計
患者数(人)	2116万8398	**241万2097**	22万4178	2380万4673
死者数(人)	25万7363	**12万7666**	3698	38万8727
患者数に対する死者数の割合	1.22%	**5.29%**	1.65%	1.63%

スペイン風邪第2波の死者数推移

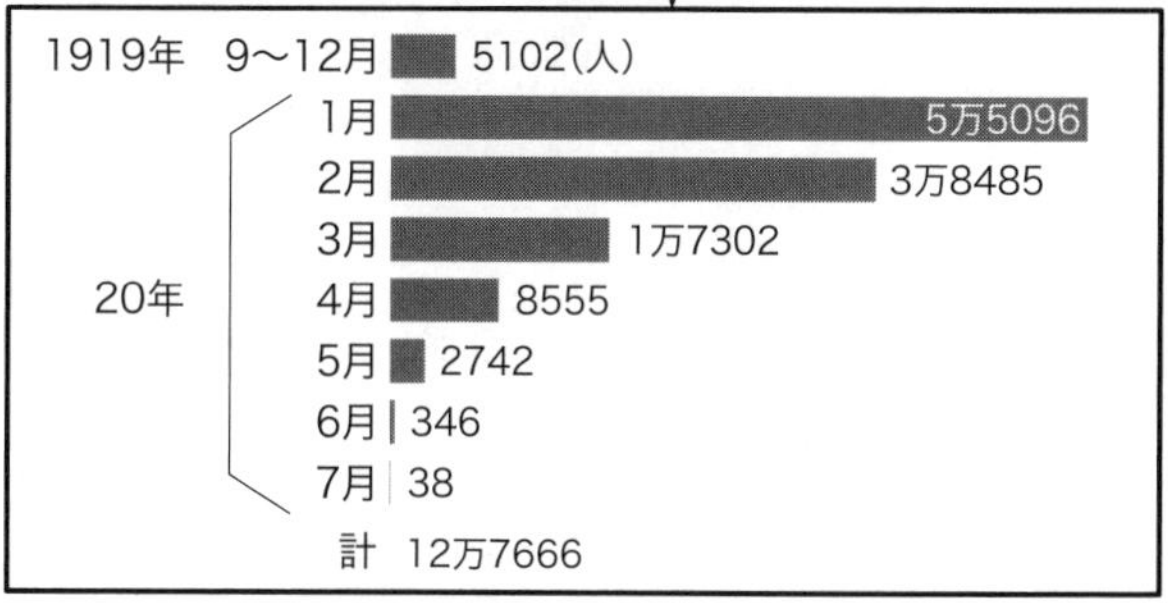

出典：内務省衛生局編「流行性感冒」

べて診ることはできず、治療を受けたいという希望がかなわないまま「空しく床上に呻吟《しんぎん》するもの少なからず、はなはだしきに至りては医師もまた本病の魔手にたおれ診療の途絶えたる地方あり」と記している。

スペイン風邪の症状はかなり多様だった。通常のインフルエンザと同じように関節痛や筋肉痛などが起こり、高熱が出て、ひどい倦怠感を感じた後にのどが痛んだり、鼻水が出たり、咳が出たりといった呼吸器の症状が起こる、という経過をたどる感染者は大勢いた。重症化の多くは、インフルエンザウイルスによって肺や気管支損傷を受けたり、体力が弱って免疫力が落ちたりした状態で細菌に二次感染し、細菌性の肺炎になるのが原因だった。

一方、感染後、急激に悪化する患者は、ウイルス自体によって肺が損傷を受け、ウイルス性肺炎を起こす場合があった。ウイルスに攻撃された肺の組織が炎症を起こして腫れたり出血したり、壊死したりした。健康な状態の時には空気で満たされている肺胞と呼ばれる袋状の組織に、血液のまじった液体が充満した。そのような状態に陥った患者は、水におぼれた時のように、空気が取り込めず、酸素不足になって皮膚や粘膜が青紫色になるチアノーゼを起こした。

犠牲者の多くは若者、壮年

当初は、通常のインフルエンザと同様、持病のある人や高齢者、乳幼児が重症化しやすかったが、流行が進むにつれ、若者や壮年といった本来なら健康な世代が肺炎などを起こして重症化し、死亡するようになっていった。死者のもっとも多かった年齢層は21〜30歳で、全死者の約22・5％を占め、次いで多いのが31〜40歳（17・4％）と、21〜40歳が全死者の4割を占めた。

感染研によると、死者の99％が65歳以下だった。この傾向は世界的にみられた。米CDCによると、若い犠牲者が多かったために米国人の寿命が12歳以上短くなったという。高齢者より若い世代の死者が多いインフルエンザの流行は、後にも先にもスペイン風邪しかみられない。フランスではこういった傾向を、38歳で亡くなった詩人のアポリネールにちなんで「アポリネール症候群」と呼んだ。

原因として、第一次世界大戦で兵士も市民も疲弊しており、食料不足で栄養状態が悪く、医療も十分に提供されていなかったといった時代背景が指摘される一方、ウイルスの遺伝子そのものに変異が起きて病原性が高くなったという説もあるが、確認はされていない。

スペイン風邪でドイツにファシズムが……

ペストが中世ヨーロッパの社会構造に変革をもたらしたように、スペイン風邪は、第一次大戦の帰趨に影響を与えたとされる。兵士として戦っている若い世代が重症化することが多かっただけに、英米仏連合軍もドイツ軍も、戦死者数をスペイン風邪による犠牲者数が上回った。とくにドイツ軍側は、病原性の高まった可能性もある流行の第2波の影響をまともに受けたとされている。

連合軍側は米国からもたらされたと考えられている第1波の流行で、すでに大勢が感染していたため、第2波の時にはある程度、免疫を持った兵士がいた。一方、ドイツ軍側は連合軍よりも遅れて感染が拡大したため、あまり免疫がなかった。前出のクインは「すでに危うくなっていた戦況に伝染病（スペイン風邪）が追い打ちをかけ、ドイツ軍最高司令部は降伏を余儀なくされた」と分析している。

クロスビーによると、18年11月11日の休戦協定により終わった第一次大戦のパリ講和会議では、もっとも重要な案件はフランス、英国、米国、イタリアの4カ国の首脳の非公式会合で議論された。山場となった19年4月3日、米国のウッドロー・ウィルソン大統領がスペイン風邪に倒れた。英国のロイド・ジョージ首相も続いた。感染源は、フランスのジョルジュ・クレマンソー首相とみられるという。とくにウィルソン大統領の症状は重く、代理が会議に参加した。

第一次世界大戦による被害がもっとも大きかったフランスは、連合軍によるライン川左岸の占領と、豊かな炭鉱があるザール地方のフランス領有を強く主張していた、これに対し、「勝利無き講和」を唱えていたウィルソン大統領は、もともとは反対していたが、4月13日までには妥協することになった。スペイン風邪である種のうつ状態になっていたことが影響したのではないかとクロスビーは推測している。

最終的に19年6月に仏ヴェルサイユで締結された講和条約は、4月の案よりはフランスなどが妥協した内容にはなったものの、ドイツに対して膨大な賠償金の責務を課し、結果としてヒトラーの台頭へとつながっていく。

永久凍土からよみがえったウイルス

スペイン風邪には第2幕がある。それは、ウイルス版「ジュラシック・パーク」である。流行当時はまだウイルスという存在自体が科学的に把握できていなかったし、DNAや

RNAもまだ発見されていなかったが、その後の科学技術の発展により、スペイン風邪のウイルスがよみがえったのだ。

舞台は米アラスカ州スワード半島の端にある、ブレビッグ・ミッションという、永久凍土に覆われたイヌイットの村だ。米国のほかの州より半年ほど遅れたものの、18年11月、スペイン風邪の猛威が村にも及んだ。犬ぞりに乗ってやってきた貿易商人か、郵便配達人かによってもたらされたと考えられている。5日間のうちに、住民80人のうち72人が命を落とした。同じ半島にある金鉱から鉱夫が派遣され、村の近くにある丘に、沸騰させた水の蒸気で永久凍土を溶かしながら約30平方メートルの穴が掘られ、遺体が埋葬された。

約30年後の1950年、米アイオワ大学で微生物学を研究していた25歳の青年、ヨハン・ハルティンがやってきた。永久凍土に眠っている遺体から、スペイン風邪のウイルスを取り出して研究したい、という野望をもっていた。かつての教会の記録などからブレビッグ・ミッションの墓地にたどりつき、遺体から肺の組織を採取することに成功した。当時の科学ではまだわかっていなかったが、そもそも生きたウイルスを抽出するのは無理だった。ハルティンは2年間、試行錯誤した末にあきらめた。

事態が急展開するのはさらにそれから46年後の97年だ。当時、72歳になり、サンフランシスコで引退生活を送っていたハルティンは、米科学誌「サイエンス」に載っていた論文を読んで息をのんだ。米陸軍病院病理学研究所のジェフリー・タウンバーガー博士らが、研究所に保管してあった、スペイン風邪で亡くなった兵士の病理解剖組織を使い、スペイン風邪を起こしたインフルエンザウイルスの遺伝子の一部の塩基配列を解読したと報告していた。生きたウイルスは残っていなくても、遺伝子は残っていたのだ。

ハルティンはすぐにタウンバーガーに手紙を書いた。自分が自費でアラスカに行って永久凍土に眠るスペイン風邪の犠牲者の肺の組織を採取してきたら、それを使ってウイルスの遺伝情報を解析してみるつもりはないか、と。

タウンバーガーからは即座に「イエス」の電話がかかってきた。

ハルティンが採取してきた組織と、研究所に保管してあった別の検体を使い、タウンバーガーは7年越しで、スペイン風邪のウイルスの全ゲノムの塩基配列を解明した。

その結果、ウイルスは鳥インフルエンザ由来であることがわかった。だが、塩基配列からは、なぜスペイン風邪が通常のインフルエンザよりも病原性が高いのかはわからなかった。

しかし、スペイン風邪の研究はそこで行き詰まらなかった。タウンバーガーがウイルスの遺伝情報を解明している最中の99年、二つの研究チームがそれぞれ別個に、画期的な技術を開発したからだ。インフルエンザウイルスの遺伝子の塩基配列さえわかれば、その情報をもとに、生きた、感染力のあるウイルスを人工的に作ることが出来る方法で、「リバース・ジェネティクス」と呼ばれる。ウイルス版ジュラシック・パークを現実のものとするこの技術は、河岡義裕・東京大学医科学研究所教授の研究チームが開発した。

05年7月、ついにスペイン風邪のウイルスが90年以上の時を経てよみがえった。この実験は、何重もの安全対策をとった上で、米CDCで行われた。実際の実験を担当したテレンス・タンペイは、ウイルスがよみがえったことが確認できた直後、共同研究者たちにメールを送った。

「これは1人の人間にとっては小さな1歩だが、人類にとっては偉大な飛躍である」

人類史上初めて月に降り立った、米国の宇宙飛行士ニール・アームストロングの言葉だ。

よみがえったウイルスを使い、スペイン風邪の致死率の高さの謎を解く研究が行われた。ウイルスは、増殖速度が驚くほど速かった。マウスに感染させる実験では、比較対象として使ったほかのインフルエンザウイルスの100倍以上多いウイルスが検出された。

河岡の研究チームをはじめ複数の研究チームが、よみがえったウイルスを使い、スペイン風邪の致死率が高かった謎の解明に取り組んだ。スペイン風邪で重症化する人が多く、しかも犠牲者に若い世代が多かった一因は、「サイトカインストーム」の可能性があるとわかってきた。

サイトカインは、細胞から分泌される生理活性物質だ。サイトカインが分泌されると、免疫を担う細胞が体中から集まってきて、炎症が起こる。サイトカインは正常な免疫反応にも必須だが、適切な量に制御されずに過剰に出ると、本来なら体を守るための免疫反応によって、逆に体内のさまざまな組織が破壊されてしまう。それが、サイトカインストームだ。スペイン風邪ウイルスの増殖があまりにも急激で、ウイルスから体を守ろうと激しく免疫反応が起き、自分の体に損傷を与えてしまったと考えられる。

がん治療で、患者の免疫反応を活性化させてがんを攻撃する免疫治療薬のオプジーボや、免疫療法のキムリアの副反応としても、深刻なサイトカインストームが起きることがある。オプジーボやキムリアの場合、サイトカインストームが起きるほど免疫が強く活性化された患者の方が、サイトカインストームさえ乗り越えれば治療成績はいいとされている。スペイン風邪で若い世代に犠牲者が多かったのは、若い世代の方が全般的に、高齢者や乳幼児よりも免疫反応が強いからだという可能性がある。

スペイン風邪ウイルスを初めてよみがえらせたタンペイらは、ウイルスの個別のたんぱく質の働きについてマウスでさらに実験を進め、08年、スペイン風邪の高病原性には、ウイルス表面にあるたんぱく質と、ＲＮＡを合成するＲＮＡ合成酵素の性質も大きく関係していると発表した。この研究は、ＲＮＡ合成酵素の働きを阻害する抗ウイルス薬の開発へとつながった。

新型コロナウイルスの治療薬の候補に挙がるアビガンも、前述したように、もともとはインフルエンザウイルスのＲＮＡ合成酵素の働きを阻害する抗ウイルス薬として開発された薬の一種だ。

スペイン風邪に対して国内外でどのような対策が取られたかについては、第4章の「歴史に学ぶ」で詳述したい。

第3章　21世紀最初のパンデミック

なぜパンデミックを起こしやすいのか?

スペイン風邪の後にも、結核やマラリア、エイズなど世界規模で大流行した感染症は数多くある。その中でもインフルエンザは、20世紀の100年間で、スペイン風邪のほかにアジア風邪（1957~58年）、香港風邪（68~69年）と3度もパンデミックになった。そして21世紀最初のパンデミックもインフルエンザだった。2009年、メキシコに端を発した、豚由来のインフルエンザウイルスが原因ウイルスだ。今では「新型」ではないが、本書では当時の通称「新型インフルエンザウイルス」と表記する。

なぜインフルエンザウイルスはパンデミックを起こしやすいのか。ひとつの理由はウイルスの性質にある。

ヒトに感染するインフルエンザウイルスにはA型、B型、C型の3つの型がある。このうち、パンデミックを起こすのはA型だけだ。A型には細かな亜型が理論的には198種類あり、ヒトが免疫を持っていない亜型のウイルスが登場することで大流行を起こしやすい。スペイン風邪はA型の亜型「H1N1」、アジア風邪は亜型「H2N2」、香港風邪は亜型「H3N2」だ。HとNは、インフルエンザウイルスの表面に突起状に出ているたんぱく質、ヘマグルチニン（HA）とノイラミニダーゼ（NA）を表す。Hは1〜18までの18種類、Nは1〜11までの11種類見つかっている。ちなみにB型のHとNはそれぞれ1種類しかなく、C型はNがなく、Hも1種類しかない。

前述したように、インフルエンザウイルスの遺伝情報はRNAが担う。同じRNAウイルスでも新型コロナウイルスとは異なり、増殖する際にRNAの複製ミスが起きても、それを修復する機能が無いため、複製ミスはそのまま残り、新たにできるウイルスに引き継がれる。つまり、遺伝子に変異が起きやすい。ヒトの遺伝子に比べて、インフルエンザウイルスの遺伝子の変異は1000〜1万倍起きやすいという。毎年のようにインフルエンザにかかったり、ワクチンを打っても感染したりするのは、ウイルスに変異が起きやすいのが一因だ。

しかも、インフルエンザウイルスは「大変異（抗原の不連続変異）」と呼ばれる、性質ががらっと変わるような大きな変異も起きる。それは、ウイルスのRNAが、8つの分節に分かれているからだ。2種類のインフルエンザウイルスに感染した動物の体内で、分節の一部が入れ替わった新たなウイルスが誕生することがある。このような、それまで存在しなかった組み合わせの分節を持つウイルスを「新型インフルエンザウイルス」と呼ぶ。人類にとっては未知のウイルスで誰も免疫を持っていないため、感染が広がりやすく、パンデミックを起こしやすい。

4種類のウイルス遺伝子が再集合

2種類のウイルスの分節の一部が入れ替わることを「遺伝子再集合」と呼ぶ。過去のパンデミックのアジア風邪のウイルスや、香港風邪のウイルスは、遺伝子再集合によって誕生した。さらに、21世紀初のパンデミックも遺伝子再集合によって誕生したインフルエンザウイルスによって引き起こされた。

09年の新型インフルエンザウイルスはA型（H1N1）だ。遺伝子解析の結果、スペイン風邪由来で、長い間、豚の間で流行していたウイルスと北米の鳥インフルエンザウイルス、ヒトのH3N2亜型（香港風邪ウイルスと同じ亜型）が、まず遺伝子再集合を起こして一つのウイルスとなり、その遺伝子と、ユーラシアの鳥インフルエンザウイルス由来の遺伝子の間でさらに再集合が起こって誕生したのが、09年の新型ウイルスだった。つまり、もともとは4つの異なる種類のウイルスの遺伝子が再集合して生まれた。

インフルエンザウイルスA型の亜型H1N1は、季節性インフルエンザとしてヒトの間では毎年のように流行しているが、09年のウイルスは、それまでにヒトの間で流行していたウイルスとは抗原が大きく異なるため、誰も感染を防ぐのに十分な免疫をもっておらず、世界で大流行した。

動物にも鳥にも感染することの意味

インフルエンザウイルスがパンデミックを起こしやすいもうひとつの理由は、ウイルスの宿主がヒトだけでなく動物や鳥にも感染するからだ。コロナウイルスやペスト菌など、パンデミックを起こす病原体には、人にも動物にも感染するものが多い。いくら人間社会で対策を取って封じ込めても、動物や鳥の間で蔓延していれば、いつまた変異を起こした新型のウイルスが動物や鳥からヒトに感染するかわからない。

インフルエンザウイルスの最大の自然宿主である野生のカモやガンは、長距離に及ぶ「渡り」などで、世界中を移動している。野生のカモでは成鳥の約1%、幼鳥は約20%が感染しているとの調査もあるという。ウイルスは、鳥類の体内では主に腸管内で増殖し、糞《ふん》とともに体外に出る。感染したカモやガンがいる湖や沼の水を飲んだ水鳥が経口感染したり、家畜として飼われているニワトリや豚が、カモなどの糞を介して感染したりする。

前出の河岡義裕は『インフルエンザ　パンデミック』で、「自然界には膨大な量のインフルエンザウイルスが恒常的に存在しており、これを根絶することは事実上不可能と言っていい」と書いている。

野生のカモなどに感染しているインフルエンザウイルスは、ほとんどが「低病原性（弱毒性）」で、感染した鳥類はほぼ何も症状がない。ただ、鳥インフルエンザウイルスの中には、感染した鳥類に対して致死的な高病原性（強毒性）のウイルスもある。亜型「H5N1」や「H7N9」などの一部だ。

97年まで、高病原性鳥インフルエンザウイルスは、鳥類には高病原性でも、ヒトに対しては致死的ではないと研究者の間で考えられてきた。ところが同年、香港で鳥インフルエンザウイルスに感染した18人のうち6人が死亡した。全員、高病原性鳥インフルエンザA（H5N1）に感染していた。その後も、散発的にベトナムやインドネシア、エジプトなどでヒトへの感染が起きており、WHOによると、2003年〜20年1月までに世界で861人が感染し、うち455人が亡くなった。致死率は5割以上だった。日本では鳥インフルエンザウイルスに感染して亡くなった人はいないが、時折、養鶏場などで感染が発生し、感染拡大を防ぐために殺処分が行われている。

豚由来の感染に、驚いた専門家

こういった背景から、21世紀に起こるパンデミックは、鳥由来の新型インフルエンザウイルスが原因で、致死率もそれなりに高いだろうという前提で、ワクチンや行動計画などを準備していた国が多かった。それだけに、09年に登場した新型インフルエンザウイルスが豚由来だったことに、インフルエンザの専門家らはやや驚いた。

最初に豚由来の新型インフルエンザウイルスにヒトが感染したと報告したのは、米CDCだった。09年4月21日のことだ。カリフォルニア州で3月末、豚に接触した経歴のない10歳の男児と9歳の女児がそれぞれ個別に感染していた。同時期に豚に接触した体験のない子どもたちが豚由来のウイルスに感染していたことを考慮すると、すでにこのウイルスによって、ヒトからヒトへの感染が起きている可能性が高いと指摘した。

米CDCは、4月24日に出した次の発表では、テキサス州で新たに感染源のわからない感染者が見つかったことや、メキシコで3月から重症肺炎が増えており、肺炎患者の検体を調べたところ、米国内の患者から見つかったウイルスと同じウイルスだったと発表した。同時に、一般の人々に対してもメッセージを出した。発熱などインフルエンザの疑いのある場合には、感染を広めないために、職場や学校に行かずに自宅で療養（ステイホーム）し、手洗いもよくするよう呼びかけたのだ。加えて、ワクチン開発を始めたことも報告した。

当時の米ＣＤＣの対応をみると、インフルエンザウイルスを発生源とするパンデミックに対し、事前に入念な備えがあったことがよくわかる。メキシコや米国内の状況から、新型ウイルスがすでに相当広まっていることを把握していたのだろうが、まだどれぐらいの規模の流行になるのかわからないこの段階で、人々に対してどのように行動したらいいのかを伝えるとともに、人々が不安やパニックに陥らないよう、政府はすでにワクチン開発を始め、対策をしっかり取っていることも伝えていた。

2009年4月――日本国内で、いきなり集団感染

4月24日には、ＷＨＯが最初の報告を出した。米国内の軽症の感染者に加え、メキシコでは3月中旬からインフルエンザ様の感染者の報告が増え始め、4月23日までに首都で854人が肺炎になり、そのうちの59人が死亡したという内容だった。3日後にはカナダやスペインでも感染者が見つかり、28日にはニュージーランドやイスラエル、29日にはドイツやオーストリアと、1日単位で感染は世界に広がっていった。

日本で感染が最初に確認されたのは5月9日だ。交流行事でカナダに行き、米国経由で帰国した高校の生徒と教師が感染しているのが空港の検疫で見つかった。5月15日には、渡航歴のない、感染経路のわからない神戸市の高校生の感染が確認された。高校では1週間ほど前からインフルエンザとみられる症状で欠席する生徒が出始めており、感染が確認された前日には、全校生徒995人のうち52人が欠席していた。学校も診断した医師も、渡航歴のない高校生なので、季節性のインフルエンザだと考えていたという。検疫ではなく、国内で最初に見つかった感染がいきなり集団感染だった。

最初に感染が確認された生徒はバレーボール部に所属していた。他校との交流試合などを通して、ほかの高校の生徒たちの間でも集団感染が発生していた。3日後には、兵庫県や大阪府の高校を中心に、国内の感染者は一気に160人以上に増えた。

国内でも世界でも感染は続々と増え、6月11日、WHOはパンデミックを宣言した。当時、WHOは、パンデミックの恐れがある感染症が発生すると、警戒度のもっとも低いフェーズ1から、もっとも高くてパンデミック状態のフェーズ6まで6段階に分類し、加盟国に対策を勧告していた。勧告は国際保健規則に基づくが、強制力はない。

フェーズに応じた日本の行動計画

WHOは、最初にメキシコと米国の感染者を報告した4月24日にはフェーズ3と認定したが、3日後にはフェーズ4に上げ、4月29日にはフェーズ5にまで上げた。しかしその後、感染者は増えていたのにパンデミック宣言はなかなか出されず、最終的に宣言が出された6月11日には、感染者は75カ国の2万7737人になっていた。

なかなかパンデミック宣言が出されなかったのは、欧州などの加盟国の反対が強かったためだ。一因は、経済活動に大きな影響が及ぶ恐れがあるからだった。日本も含めて多くの国は、WHOのフェーズに応じて、取る対策をあらかじめ決めてあった。日本は、事前に策定してあった新型インフルエンザ行動計画で、フェーズ4以降になったら、感染者の発生している国への渡航延期を勧告したり、発生国の外国人に対するビザの発行を制限したり、感染の恐れのある入国者に最長10日間、他の人と接触しない施設にとどまってもらったりすることになっていた。

日本も含め各国は、致死率の高い鳥インフルエンザを想定してかなり厳しい計画を作っていたため、計画通りに対策を取ると経済活動がかなり制約される可能性があった。鳥インフルエンザウイルスのように致死率が高いウイルスなら仕方ないが、新型ウイルスはメキシコ以外では季節性インフルエンザと比べて致死率は高くないため、計画していたような厳しい対策を取りたくないという思惑が、欧州など北半球の先進国にはあった。

一方、WHOとしては、6月以降、途上国の多い南半球がインフルエンザの本格シーズンである冬を迎え、感染者が増加してきている状態に危機感を抱いていた。とくに、医療体制や医薬品の備えが十分でないアフリカを支援するには、製薬企業や先進国の協力が欠かせないが、そのためにもパンデミックを宣言しておく必要があった。

9カ月で日本人の16%が感染

インフルエンザウイルスに感染しているかどうかは迅速検査キットで15分程度でわかるが、季節性なのか新型なのかまではわからない。新型インフルエンザウイルスに感染しているかどうかを知るには、ウイルスの遺伝子の塩基配列を調べるPCR検査を実施する必要がある。時間も人手もかかり、しかも診断がついても、軽症なら季節性と同じ抗ウイルス薬を使うだけなので、日本に限らずほとんどの国は、感染者が増えてきた段階でPCR検査の対象を重症化するリスクの高い患者だけに絞った。日本では感染者の累計が500

0人を超えた09年7月下旬で全数把握を終了、入院患者のみの把握に切り替わった。このため正確な感染者数はわからない。

新型インフルエンザ発生前からある、感染症の発生動向を調べるための厚労省の定点医療機関での調査や、新型インフルエンザウイルスによる入院患者の調査などから厚労省が推計した感染者数は、09年7月〜10年3月21日の間で約2068万人だ。09年10月の推計人口が1億2751万人なので、約9カ月で人口の16%が感染したことになる。

推計患者の年齢分布は、10〜19歳がもっとも多くて全体の37%、次いで0〜9歳が多くて36%、続いて20〜29歳が11%、30〜39歳が7%と年齢が上がるほど少なくなり、60歳以上は2%にとどまった。

入院患者は09年7月末〜10年3月末の累計で1万7646人で、そのうち重症化したのは1648人、死亡したのは171人だった。入院患者の4割近くにあたる6599人は基礎疾患をもっていた。多いのは慢性呼吸器疾患で、次いで慢性心疾患だった。急性脳症を起こした患者は543人、人工呼吸器が必要になった患者は763人、集中治療室での治療が必要だった患者は1002人だった。

入院患者の約80%が15歳未満の子どもだった。もっとも多かったのは5〜9歳で、70

50人と全体の約40％を占め、次いで多かったのが1～4歳で、全体の約20％にあたる3578人だった。一方、70歳以上は入院患者のうちの5％、895人だった。

また、10年4月以降の人数も含めた死者の合計は198人。約70％にあたる138人は基礎疾患があった。ただし、15歳未満の小児のうち7割が基礎疾患をもたなかった。死因は、15歳未満は脳症・脳炎が29％、肺炎が16％だった。15歳以上では肺炎が死因の半数程度を占めた。

なぜ15歳未満で脳炎・脳症が多かったのかはわかっていないが、サイトカインストームが一因とも考えられている。死者の年齢分布は、0～9歳が33人で全体の17％、次いで多いのが40代と50代でそれぞれ31人、60代は25人、70代は23人、80歳以上は22人で、70歳以上は全体の23％にとどまった。高齢者の死亡数が少ないのは、そもそも感染者数が少ないのも一因と考えられる。推定受診者数1万人あたりの致死率は、全年齢の平均が0・1だが、40歳代以降で平均より高くなり、50歳代が0・66、60歳代が1・47、70歳以上は2・82と高くなる。

季節性インフルエンザの場合、亡くなる人数は70歳以上の高齢者が圧倒的に多く、全死者の8割以上を占める。新型インフルエンザの重症化パターンは、明らかに季節性インフルエンザとは異なるものだ。高齢者に重症化や死亡する人が少ない点はスペイン風邪と似ているが、新型インフルエンザはスペイン風邪とは異なり、青年・壮年層で重症化した人数はそれほど多くない。

どうして高齢者は重症化しなかったのか

新型インフルエンザで高齢者が重症化しなかった理由として、スペイン風邪やその後しばらく流行していたインフルエンザウイルスが、09年の新型ウイルスと一定程度、似ていた可能性があると指摘されている。

米CDCの研究チームが1880～2004年生まれの417人の血清を使って新型インフルエンザウイルスに対して交差反応する抗体があるかどうかを調べたところ、1910～29年に生まれた世代は11人全員が、抗体価80以上だった。抗体価80というのは、感染防御効果があると判断されるレベルだ。抗体価がもっと高い320や160の人も多かった。1950年以前に生まれた人の34％は抗体価が80以上で、09年の新型インフルエンザウイルスに対する何らかの抗体を持っていた。

抗体を持っているということは、過去に似た病原体に感染したことがあるということだ。

20世紀前半に流行したインフルエンザウイルスと、21世紀初頭の新型インフルエンザウイルスのたんぱく質に似た部分があったために、20世紀前半のウイルスに感染したことのある高齢者には抗体が残っていて、新型ウイルスに感染しにくく、しかも通常は重症化しやすい年代であるにもかかわらず、重症化せずにすんだのかもしれない。

世界の感染者と死亡者

新型インフルエンザの致死率は、季節性インフルエンザと同程度か、むしろ低いぐらいだった。米CDCなどの研究チームが、複数の国の感染者や死亡者のデータなどを使って計算したところ、推計死亡者は全世界で約28万4000人だった。研究チームによると、季節性インフルエンザで亡くなる人は全世界で年間25万~50万人と推計されているので、例年以上に犠牲者が多かったわけではなかった。ただし、研究チームは、死亡はアフリカ諸国や東南アジアの途上国に偏って多かったと指摘している。

過去のインフルエンザウイルスによるパンデミックと比べても死亡は少なかった。スペイン風邪は世界の死者が2000万~5000万人と推計されており、推計致死率は1~3%。この時代はまだ抗ウイルス薬も、インフルエンザの二次性肺炎として起こる細菌性肺炎の治療薬、抗菌剤も登場していなかった。アジア風邪のウイルスは、スペイン風邪のウイルスよりも病原性が弱かったことに加え、当時、すでに抗菌薬も開発されており、世界の死者は約200万人、致死率は約0・5%と推計されている。ワクチンは開発されていたが、感染拡大の速度の方がワクチン製造よりも速く、重症化を防ぐ上であまり役に立たなかった。香港風邪はアジア風邪よりもさらに症状が軽い人が多く、世界の死者は約100万人で、致死率は0・2%未満と推計されている。

日本特有のインフルエンザ診療

過去のパンデミックと比べて犠牲者の少なかった09年のパンデミックにおいて、日本の死者は目立って少なかった。厚労省によると、人口10万人あたりの死者は0・16人だった。米国（同3・96人）やカナダ（1・32人）、メキシコ（1・05人）、オーストラリア（0・95人）、英国（0・76人）、シンガポール（0・57人）、韓国（0・53人）、フランス（0・51人）、ドイツ（0・31人）に比べ、かなり少ない。米国は推計値なので実際はもっと少ない可能性もあるが、それ以外の国に比べても少なかった。

日本の死者が少なかった理由は、前述した新型コロナウイルスの犠牲者の少なさとも共通する点を挙げる専門家が多い。衛生意識などに加え、とくに日本の特徴として、発熱などの比較的軽いインフルエンザの症状だけですぐに医療機関を受診することができ、迅速診断キットで診断を受け、抗ウイルス薬を処方してもらえるという医療アクセスの良さとインフルエンザ診療の習慣が、重症化を防ぐことに貢献したとみられるという。

新型インフルエンザウイルスはその後、ヒトの間に定着し、11年以降は、流行の時期や病原性に関してほかの季節性インフルエンザウイルスと変わりなくなった。そして、季節性ウイルスとして毎年、インフルエンザの季節に流行を繰り返している。

09年以前に流行していた、新型ウイルスと同じ亜型A（H1N1）の「ソ連型」と呼ばれるウイルスは、新型ウイルスの登場以来、姿を消した。

第4章　歴史に学ぶ

過去から学ぶ教訓

感染症の侵入を水際で食い止めるための「検疫」が初めて行われたのは、中世ペストの時代だ。前出の加藤茂孝によると、当時のヴェネツィア共和国は1377年、東洋から来た船から疫病が広がることに気づき、乗客や船員に感染者がいないことを確認するまでの40日間、東洋から来た船を沖に強制的に停泊させる法律を作ったという。英語の検疫「quarantine」は、イタリア語で40日間を意味する「quaranta giorni」に由来している。

ただし当時は、ペストがペスト菌による感染症だということはわかっておらず、大流行の原因を、人間の愚かな行いに神がお怒りになって試練をお与えになったと信じる人が大勢いた。そういった時代のパンデミックへの対応と、感染症が病原体によって起こり、ワクチンで感染を防げるとわかってきた19世紀以降の対応は、当然のことながら大きく異なる。また、現代のパンデミックや局地的流行でも、感染経路が血液などの体液なのか、蚊やノミなどの昆虫なのか、咳やくしゃみによって飛ぶしぶきなのかによっても感染を防ぐ方法は大きく異なる。

この章では、新型コロナウイルスの感染経路と同じ、飛沫や接触などにより感染するインフルエンザウイルスに焦点を当てて、過去のパンデミックで取られた対策を振り返り、どのような教訓が得られるのか探りたい。

折しも2020年6月末、中国農業大学などの研究グループが「米科学アカデミー紀要」に、パンデミックを起こす可能性のある新しいインフルエンザウイルスの存在を警告する論文を発表した。16年以降、豚の間で流行しているウイルスで、中国の養豚業従事者では1割が感染したことがあったという。今後、ウイルスが変異してヒトからヒトへと効率よく感染するようになり、大流行を起こす恐れもあるという。新型コロナウイルスの次には、再度、インフルエンザパンデミックが来ないとも限らない。

残念ながら100年前と同じ

パンデミックへの対応は、大きく分類すると、公衆衛生的な対応と、社会的な対応に分けて考えることができる。公衆衛生的な対応はさらに、ワクチンや治療薬などの医療・医薬品による介入と、医薬品以外の対応に分けられる。医薬品以外の対応には、検疫や大規模な集会などの制限、咳エチケットなど一人ひとりが行う個人衛生が含まれる。

社会的な対応は、食料や水の供給、電力やガス、通信、交通など社会のインフラ、そして治安や安全を維持するなど、社会生活を継続するために必要な対策だ。

過去のインフルエンザパンデミックで取られてきた公衆衛生的対応のうち医薬品や検疫は、科学の進展や人の往来の増加や移動手段の変化に伴い、かなり内容が変化してきた。しかし、一人ひとりが行う個人衛生については、100年前のスペイン風邪以来、驚くほど変わっていない。

一方、大規模な集会など人が大勢集まる場に行くことは予防的な観点から好ましくないという認識は、当時から日本を含め多くの国で一致していたが、当時も現代も、強制的に集会などを制限するかどうかの判断は国や地域によって異なっていた。

医薬品は全般的には過去のパンデミックの時代に比べて大きく進展したが、新たに登場するウイルスが既存のウイルスと大きく異なれば、これまでの迅速検査キットや治療薬、ワクチンが使えず、開発を待つ当面の間は、それ以外の方法でパンデミックに対応しなければならない。新型コロナウイルスはまさのそのような状況だった。その期間は公衆衛生的対応が中心になり、具体的な対策の内容は、スペイン風邪の時代と大して変わらないと言わざるを得ない。

内務省衛生局の「流行性感冒予防心得」

まず、スペイン風邪における国内の対策を振り返る。

第1波が日本に入ってきたのは1918年8月下旬とされるが、それから5カ月経った19年1月になってようやく、内務省衛生局は「流行性感冒予防心得」を発表した。

心得はまず、「はやりかぜ（スペイン風邪）はいかにしてうつるか」を説明する。

「主に人から人に伝染する病気であるかぜをひいた人が咳やくしゃみをすると眼にも見えないほど微細な泡沫（とばしり）が三、四尺（約90～120センチ）周囲に吹き飛ばされそれを吸い込んだものはこの病気にかかる」（＊漢字など一部改変）。

まだ病原体が見つかっていなかったにもかかわらず、伝播経路をかなり正確に描写している。そのうえで、かからぬために、次のような注意をするよう呼びかけた。

①病人や病人らしい者、咳をする者には近寄ってはならぬ。
• 見舞いに行っても玄関先ですます。病室に案内しない

②たくさん人の集まっているところに立ち入るな。

・時節柄、芝居、寄席、活動写真などには行かぬがよい
・急用ならざる限りは電車などに乗らずに歩く方が安全である
・かぜの流行する時節に人に近寄る時には用心して咳やくしゃみの泡沫を吸い込まぬよう注意なさい
③人の集まっている場所、電車、汽車などの内では必ず呼吸保護器（マスク）を掛け、それでなくば鼻、口、を「ハンケチ」手ぬぐいなどで被いなさい。
ハンケチも手ぬぐいもあてずに無遠慮に咳をする人くしゃみをする人から遠ざかれ。
④塩水かおゆにてたびたびうがいせよ。
・食後、寝る前には必ずうがいを忘れるな

また、「用心に亡びなし、健康者も用心が肝心。幼弱なる子供、老人、持病ある者はことに用心せよ」と注意喚起した。

「咳エチケット」や人ごみを避けるといった予防は、いまの時代も変わらずに重要な感染予防手段だ。防衛医科大学校の川名明彦教授（感染症・呼吸器内科）は、スペイン風邪についてまとめた「スペインインフルエンザ」で、当時の対策について「現代のインフルエ

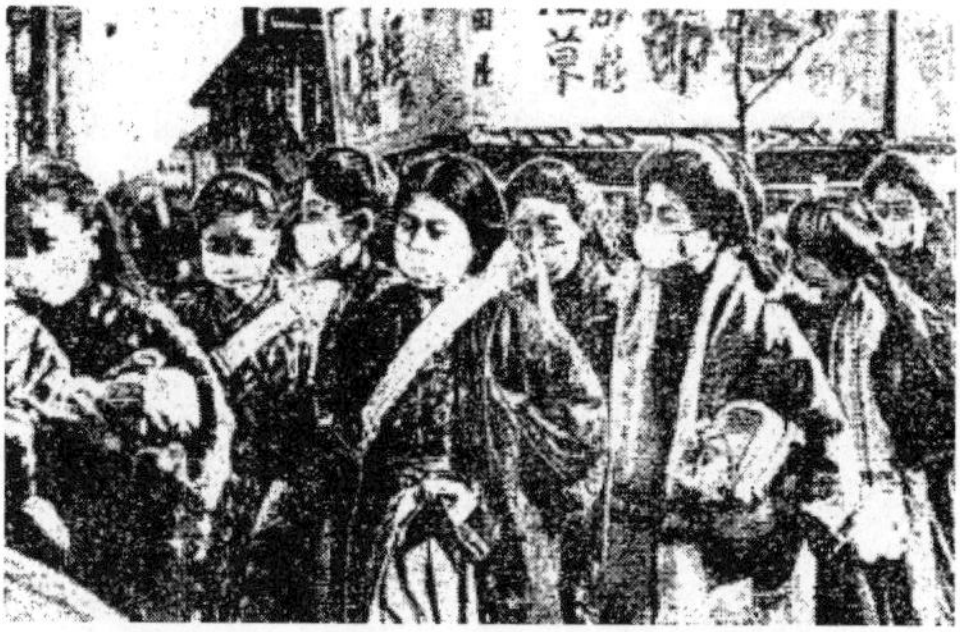

「スペイン風邪」の流行時に東京朝日新聞に掲載された写真。「口覆（マスク）を着けて（第一高女学生の登校）」との説明文が付いている。同校は現在の都立白鷗高校＝1920年１月12日付

ンザ対策と同じことが１００年前に推奨されていたことに驚きます」と評価する。ただし、一つ欠けていたのは、手洗いだという。「当時の感染対策では手指衛生（手洗い）にほとんど言及されていない点が気になります。現在は、どこにでも流水と石鹸があり、擦り込み式アルコール消毒薬も簡単に入手できますが、当時はそのような環境ではなかったのです」と指摘している。

内務省はうがいの目的を「口腔鼻咽喉を清潔に保つ」としている。その効果はあるかもしれないが、インフルエンザウイルスの感染を予防する効果は、食後や寝る前のうがいによって得られるとは科学的には考えにくい。

マスク不足で暴利をむさぼる者

呼吸保護器（マスク）の着用については、内務省だけでなく各府県が奨励した。福井など一部の自治体は、県令によって、県内の「流行地」と指定された地域における劇場や寄席、活動写真館などの入場者や、電車やバスの乗客にマスク着用を義務付けた。マスクの供給は府県の責任で、栃木のように、供給が足りないため、女学校に作製実費を支払って依頼した自治体もあった。

東京では、マスクが不足し、暴利をむさぼる商人がいるため、各地の警察署長が取り締まった。当時、内務省の傘下に警察もあり、スペイン風邪の感染者数や死亡者数は、各地の警察署が集計していた。福井は第2波が襲来していた20年1月下旬と2月初旬、警察署ごとに各世帯のマスク保有状況を調査した。1月下旬の調査に比べて2月初旬の調査ではどの警察署管内でも保有世帯が大幅に増え、2月5日時点でマスクを1枚でも持っている世帯が県内の66・5％に達した。ただし、個人レベルでみるとマスクを持っている県民は36・7％だった。個人が着用するマスクについて、世帯を単位に保有状況を調べたこの調査は、「1世帯に2枚」配られた「アベノマスク」を想起させる。

マスク着用の感染予防効果について内務省の報告書は、マスクは流行性感冒の予防において、一般的な衛生法やワクチン、うがいとともに広く用いられる方法ではあるものの、予防という目的において「真価を判定するのはむしろ容易にあらざるべし」と評価した。

そのうえで、実際の使用体験からの教訓として、適切に着用することと、感染予防が可能な構造のマスクを作る必要があるとした。

報告書では、国内外の研究者による、日常会話や大声で話した時にどれぐらい飛沫が飛ぶのかといった研究や、マスクの素材ごとの繊維の密度などを調べた研究を紹介。研究結果をもとに、国内で使っている素材でマスクを作る場合、患者が着用するなら、ガーゼなら5枚、さらし木綿なら4枚重ねて作るのが望ましいという結論を紹介した。この枚数で本当に感染予防ができるかどうかは別として、得られる限りの根拠に基づいて感染を防げると考えられるマスクを普及するべきだという、科学的な姿勢がみられる。

米国では「反マスク連盟」も結成された

次に、米国内のスペイン風邪対策を紹介する。米国では、マスク着用をめぐって大きな論争が起きた。いくつかの自治体が、住民全体にマスクの着用を強制する法律をつくり、違反者に罰金を科したり逮捕したりしたからだ。

マスク着用を義務付ける法律の先陣を切ったのはカリフォルニア州サンフランシスコ市だった。当時のマスクは、ガーゼを数枚重ねて作ったマスクだ。州の健康局は、風邪症状のある人やその家族、医療従事者らにはマスク着用を求め、風邪症状があるのにマスクをしないで外出した人は逮捕する、としていた。しかし、一般市民に対してはマスク着用を求めていなかった。

一方、サンフランシスコ市の衛生局の責任者を務めるウィリアム・ハスラー医師は、住民がみな正しくマスクを着用すれば、インフルエンザの大流行を封じ込めることができると強く信じていた。ハスラーの同僚の、スタンフォード医学校のウィリアム・オルフス学長も同意見だった。ハスラーは18年10月23日、医療従事者だけでなく全市民がマスクを着用すべきだと助言し、その助言に基づき、市は10月28日、マスクを全市民に義務付ける法律を施行した。違反者は5～10ドルの罰金を科されるか、最長10日間、留置所に入れられることになった。

法律が施行された初日、110人が逮捕された。2日後には7人の違反者が罰金を10ドル支払わされ、次の日には69人が逮捕された。マスクの着用を拒否する市民と警察官の間で乱闘が起き、発砲事件になったこともあった。

流行が下火になったのに伴い、11月21日にはマスク着用の義務が解除された。この時、ハスラー医師は、マスク着用のおかげで2万人が感染をのがれ、1500人が死なずにすんだと発表したが、後年の分析では、マスク着用令が施行される3日前の10月25日が感染のピークで、着用令の前から感染者は減り始めていたことがわかっている。

サンフランシスコ市は第3波が到来した翌19年1月11日、2度目のマスク着用令を施行した。最初のマスク着用令の際は、市民の9割が従ったとみられているが、2回目のマスク着用令に従う市民は減った。従わないばかりか、「反マスク連盟」が結成され、何千人もが集まった抗議集会まで開かれた。

医療従事者以外の一般市民のマスク着用に、どれぐらいの効果があったのか。カリフォルニア州健康局のウィルフレッド・ケロッグ長官は、19年1月に出した報告書で、一般市民にマスク着用を強制するのは、「インフルエンザの予防には効果的ではない」と結論づけた。一般市民のマスク着用を法律で義務付けた都市と義務付けていない都市の死亡率を比較したところ、マスク着用令のなかったロサンゼルスの方がサンフランシスコよりも感染率や死亡率が低く、サンフランシスコよりももっと厳しいマスク着用令を施行したストックトンの方が感染率や死亡率が高かったなど、一般市民のマスク着用と死亡率に相関関係がみられなかったからだ。

社会全体の感染予防手段としてマスクが効果的ではない一因は、着用する場面が不適切だった可能性がある。たとえばサンフランシスコでは、本来ならあまり感染の可能性がないのに、取り締まりの恐れがある屋外ではマスクをしている人が多いものの、本来、感染の可能性がもっとも高い、オフィス内や友人宅など、取り締まりの恐れのない屋内でマスクをはずしてしまう人が多かったという。

スペイン風邪に対する医薬品以外の公衆衛生対策について調べたミシガン大学の医学史研究者らは、2006年に出した論文や調査報告書で、スペイン風邪からの教訓として、「マスクの着用により、マスクさえすれば感染しないという誤った安心感を人々に与えてしまう恐れがある。今後のパンデミックで人々がマスクを着用するようになる場合には、マスクの効能について誤解を与えないようにする必要がある」と注意喚起している。

フィラデルフィアとセントルイスとの差異は、なぜ？

米国の多くの自治体は日本とは異なり、法律で集会を禁止し、教会や劇場、ダンスホールなどを閉鎖するといった強制力を伴う、ソーシャルディスタンシングの対策を取った。それにもかかわらず、ほとんどの都市で大流行が起き、大勢の犠牲者が出た。だからと言って、こういった対策に感染拡大を防ぐ効果がないというわけではない。対策を取り始める時期が早ければ死亡率を減らす効果のあることが、ハーバード大学などの研究チームによって明らかになっている。研究チームは、スペイン風邪の第2波が米国を襲った18年秋に、全米17都市が取った対策の内容や時期を分析し、そのデータをもとに作った数理的モデルで効果を確認した。研究チームがとくに対比的に挙げたのが、ペンシルベニア州フィラデルフィア市とミズーリ州セントルイス市だ。

フィラデルフィアで最初の感染者が報告されたのは18年9月17日だ。徐々に感染者は増えていったが市は対策を取らず、同月28日には全市規模のパレードを決行。その後、感染者や死亡者が大幅に増え、10月3日になってようやく、集会を禁止したり学校を休校にしたり、教会や劇場、ダンスホールなどを閉鎖したりというソーシャルディスタンシングの対策を取り始めた。

一方、セントルイス市で最初の患者が報告されたのは10月5日だった。2日後の7日には、集会禁止や休校などの対策を取り始めた。

フィラデルフィアとセントルイスの、最初の感染報告から対策を取るまでの日数の差は14日間だ。研究チームは「14日間は、インフルエンザの感染が3〜5倍増える可能性のある期間だ」と指摘する。

結局、第2波のピーク時の人口10万人あたりの1週間の死者は、フィラデルフィアで257人に達したのに対し、セントルイスは31人と、8倍以上の差が出た。ただし、セントルイスでも、11月中旬にソーシャルディスタンシングの対策を緩和したところ、緩やかではあるが死者は増えた。その結果、同年9月8日〜12月28日までの肺炎とインフルエンザによる超過死亡は、フィラデルフィアで人口10万人あたり719人だったのが、セントルイスでは347人と、その差は縮まった。

「国防脅威削減局」のスペイン風邪調査

前述したミシガン大学の医学史研究者らの調査報告書は、アメリカの国防脅威削減局（Defense Threat Reduction Agency）の依頼で作成したものだ。国防脅威削減局は、米国防長官の指揮下にあり、核兵器や化学兵器、生物兵器などの大量破壊兵器への対策を担う、米国防総省戦闘支援局のひとつだ。

調査の目的は、将来のパンデミックに備えるためだ。

「ワクチンや治療薬が準備できるまでは、医薬品以外の公衆衛生的な対応策に頼って感染を防御するしかないが、公衆衛生対策の多くはかかる費用が高額で、社会的な活動への制約も大きくなるため、その効果を十分に検討して、計画する必要がある」と研究チームは説明する。効果を検討するために、スペイン風邪の猛威がもっとも強かった第2波の脅威にさらされながら、ほとんど感染者も死亡者も出さなかった地域や施設（コミュニティ）を探し出し、そこで取られた医薬品以外の公衆衛生対策を比較検討した。

研究チームが暫定的に「インフルエンザを免れたコミュニティ」として選定したのは、カリフォルニア州のサンフランシスコ湾に浮かぶイェルバ・ブエナ島にあった海軍訓練駐屯地やニュージャージー州のプリンストン大学など7カ所だ。このうちの、エミリー・ディキンソンやヒラリー・クリントンの母校、ブリンマー大学（ペンシルベニア州）は在校生や教員ら465人中110人が感染したが、それ以外は感染者がゼロか多くても2人で、ブリンマー大学を含めて7カ所とも死者はいなかった。

研究チームが、インフルエンザ禍を逃れるのに功を奏したのではないかと仮定した公衆衛生的対策は、大きく分類して次の6種類だ。

- 感染者の隔離
- 感染者と接触した疑いのある人の隔離
- 休校や人の大勢集まる集会の中止などのソーシャルディスタンシング
- 健康な住民に外部のコミュニティの人との接触を禁じるなど、感染防御を目的にした予防的な地域の封鎖
- マスク着用や手洗い、咳エチケットなど個人の感染リスク低減措置（個人衛生）
- 公衆衛生に関する情報を広めるキャンペーンやリスクコミュニケーション

結論として研究チームが、スペイン風邪を防ぐ効果があったのではないかと判断したのは、周囲で流行が始まった早期に、外界からコミュニティを予防的に封鎖する措置だけだ。ただし、封鎖する時点で潜伏期間中の感染者がすでにコミュニティ内に入ってきていたら封鎖は成功しないので、幸運に恵まれる必要があるという。また、封鎖は、周囲の流行が収束するまで長期間、続けないと効果がないため、できるだけ強権的な手段を伴わずに、住民が封鎖という対応に従うような枠組みで実施する必要があると研究チームはいう。

コミュニティの封鎖と同時に、外から来る人には一定期間、隔離施設などに滞在してもらう検疫も伴わなければ実効性がない。また、封鎖していても日常生活を送れるだけの物

資の供給が欠かせないし、場合によっては違反者に罰金を科したり逮捕したり、確実な実施のための規則が必要になることもある。また、封鎖された地域の住民が日常生活を維持できていると感じられるような気晴らしを、コミュニティ内部で完結してできる環境もいるだろうと指摘している。

現代ロックダウンの原型

「インフルエンザを免れたコミュニティ」7カ所のうち5カ所は、海軍施設や学校、結核療養所のように、外界とコミュニティを隔てる境界が比較的はっきりしているところで、封鎖しようと思えば比較的簡単にできる。残りの2カ所はコロラド州のガニソン郡ガニソン町と、バーモント州のフレッチャー町という自治体だ。地図上は境界がはっきり描かれていても、城塞都市ではないので町の物理的な境界ははっきりしない。ただ、フレッチャーは当時の人口737人で、人口1000人以上の町とは最低でも24キロ以上離れており、地政学的にインフルエンザの侵入に備えるのには有利な条件が備わっていた。

ガニソン郡ガニソン町の場合は少し事情が違った。ロッキー山脈の山あいにあるが、デンバーなど大都市を通る列車2路線が通っており、主要幹線道路も走っていた。郡の人口は5590人、そのうち町の人口は1329人だった。

ガニソン郡が取った封鎖対策は、今回の新型コロナウイルスで世界各国が取ったロックダウンとは目的がやや異なるものの、原型ともいえるような対策だ。少し詳しく紹介する。

コロラド州で初めて感染者が確認されたのは18年9月20日だ。州知事は10月7日、州知事令を出し、保健担当者やメディアに、人が大勢集まる集会の危険性を州民に対して注意喚起するよう要請し、州内の自治体の担当者には、インフルエンザの拡大を防ぐ適切な対応を取るよう求めた。

ガニソン郡はすぐに対応した。郡内には感染者はまだいなかったが、州知事令が出た翌8日には公共施設を閉鎖し、郡内の学校の休校を決定した。周囲の自治体の感染状況が悪化し、大勢の犠牲者が出始めた10月31日、ガニソン郡はコロラド州で唯一、まだ感染者の出ていない郡だった。そこで、ガニソン郡健康局の責任者であるハンソン医師は、外部から感染者を入れないように、郡全体の封鎖を命じた。

郡内の駅で降りた列車の乗客は全員、2日間、郡庁舎内（途中からホテル）で隔離生活を命じられ、主だったハイウェーにはバリケードが築かれた。車の乗客が郡内で降りる場合にも2日間の隔離生活が義務づけられた。郡の住民は郡外には自由に出て行けたが、戻ってきた時には隔離された。郡内の移動も制限され、違反者は逮捕された。隔離期間は後に5日間に延長され、郡内の駅を目的地とする列車のチケットの売買が禁じられた。

休校や封鎖が1カ月以上続いた11月や12月、一部の措置の緩和が検討された。しかし、周辺の郡で、学校を再開したとたんに生徒の集団感染が起きたこともあり、結局、封鎖の解除や学校の再開は持ち越された。長期間の封鎖生活で情緒不安定になる住民が大勢いた一方で、封鎖を解いたとたんにインフルエンザが入ってくるのではないかと懸念する人もいて、封鎖の解除をめぐり大論争になった。

結局、休校は翌19年1月まで3カ月以上続き、再開後も、郡外から通ってくる生徒には2日間の隔離が命じられた。2月4日になってようやくガニソン町の封鎖が解かれ、翌5日にはガニソン郡全体の封鎖が解除された。封鎖期間中の感染者は郡内で2人、ガニソン町はゼロ、死者は郡内で2人、町ではゼロだった。

しかし、翌3月になると、スペイン風邪の第3波がコロラド州にやってきた。第3波は第2波に比べると重症患者は少なく、多くの人は軽症だったため、ガニソン郡では第2波の時に取ったような封鎖政策や、休校や集会の禁止といった対策は取られなかった。その結果、ガニソン郡では約140人が感染し、2人の若者が肺炎で亡くなった。しかし、感染者や犠牲者の人数は、周辺の郡に比べればずっと少なかった。

ミシガン大の研究チームは、封鎖対策を取る際には、住民のメンタルケアも欠かせないと指摘する。いったん封鎖を始めたら、周囲の流行が収束するまで、あるいはワクチンや治療薬が準備できるまで、封鎖や、それに付随する隔離などの公衆衛生的な措置を何カ月にもわたって続けなければならない。住民は長期間、外の世界から切り離されるなどストレスがかかる。住民がうつ状態になったり、疎外感や怒りを感じたりしないような対策も十分に計画しておく必要があると強調する。

2009年の水際対策

2009年の新型インフルエンザパンデミックについて、主に国内の対策を振り返りながら、学校の休校措置やマスクの着用、ワクチン接種の考え方など、日本とは異なっていた欧米の対策を一部、紹介する。このパンデミックに際して、少なくとも先進国では、不備な点はあったにしても、事前に対処計画が作られていた。前述したように90年代後半から、致死率の高い鳥インフルエンザウイルスの脅威が懸念されていたことや、02～03年には、SARSが香港を中心に流行して約800人が亡くなるなど、パンデミックへの危機感がWHOにも各国政府にもあったからだ。

日本に限らず各国とも、想定していたのは季節性インフルエンザよりも重篤な、鳥由来のインフルエンザだった。日本の対処計画では、致死率をスペイン風邪程度、死者は17万〜64万人と想定していた。

日本は鳥インフルエンザウイルスの感染者もSARSの患者もいなかった。このため、これらを経験した国や地域に比べれば、政府だけでなく対策の多くを担う自治体や関係機関も、現実味のある問題として新型インフルエンザ対策の計画を練り、具体的に準備をする、といった切迫感が薄かったようにみえる。しかも、09年のパンデミックが発生する2カ月前に「新型インフルエンザ対策行動計画」が全面改定され、関連ガイドラインが作られたばかりだったため、検疫などの準備が十分に行われていなかった。ただし、タミフルなど抗インフルエンザウイルス薬の備蓄はあった。

厚労省によると、09年のパンデミックの際に政府が取った対策の目標は5つある。ほとんどが新型コロナウイルスパンデミック対策の目的と共通する。

- 感染が拡大するタイミングを可能な限り遅らせ、その間に医療体制やワクチンの接種

体制の整備を図る

- 感染のピークを可能な限り低く抑える
- 国民生活や経済への影響を最小限にする
- 基礎疾患を有する人らを守る
- 重症者、死亡者の数をできるだけ最小限にする

これらの目的のために、新型インフルエンザウイルスが発生した直後の09年4月から2カ月ほどは、水際対策と、感染が確認された地域での一斉休校など地域での感染拡大防止による、「時間かせぎ」が行われた。

前述のように、WHOは当時、パンデミックの恐れがある感染症が発生した場合、警戒度のもっとも低い状態をフェーズ1とし、警戒度のもっとも高い状態をフェーズ6と分類、フェーズのレベルに応じて、加盟国に対策を勧告していた。日本政府の対策行動計画も、WHOのフェーズに応じて取るべき対応が決められていた。WHOがフェーズ4を宣言した4月28日以降、国内では豚由来の新たなウイルスが法律上の新型インフルエンザと位置づけられた。同日、内閣総理大臣を本部長とする新型インフルエンザ対策本部が設置され、水際対策を開始するよう指示があった。

混乱した検疫業務

今回の新型コロナウイルスのパンデミックと同様、この時もWHOは一貫して「渡航制限は勧告しない」という方針を打ち出していた。新型コロナとは異なり、当時は日本など多くの国はWHOの方針に沿って、発生国からの入国を拒否しなかった。

水際対策として政府は、「新型インフルエンザ発生国」を指定し、そこからの航空便を成田空港など4カ所に限定し、検疫官が機内に乗り込んで、サーモグラフィーでの検温や症状の有無などについて聞き取りを行う、機内検疫を実施した。感染の疑いのある人は、迅速検査キットで調べ、陽性だった人にはPCR検査を受けてもらい、結果が出るまで空港周辺のホテルなどで待機してもらった。症状がない乗客や乗務員については国内での連絡先を尋ね、滞在先の保健所が2週間にわたり毎日、健康状態を確認した。

新型インフルエンザ発生国として認定されたのは、メキシコと米国（本土）、カナダだ。その点が事前に作られていた計画の前提と大きく異なった。計画では、高病原性の鳥インフルエンザウイルスによる大流行を前提に、発生国には東南アジアを想定していた。成田空港の場合、東南アジアから来日する航空便は1日あたり数便から十数便だが、アメリカやカナダ、メキシコから来日する航空便は30数便と倍以上になる。乗客も多く、全国の保健所が健康状態を確認すべき人数は1日あたり約4万人にもなった。

当初は検疫職員が足りず、着陸から機内検疫までに長時間かかったり、空港の検疫窓口が混雑したりと混乱し、乗り継ぎで別の便に乗る予定の人が間に合わないなどのトラブルが発生。検疫職員が乗客らに取り囲まれ、暴力事件になりかけたこともあったという。最終的には、成田空港で通常、検疫業務に携わっている職員の10倍以上にあたる、1日あたり200人以上の応援者が参加して検疫業務を行った。

強化検疫は5月22日に緩められ、機内検疫は事前に感染疑いのある乗客がいるといった通告があった場合に限られることになり、発生国からの症状のない入国者の健康調査は終了した。

09年のパンデミックで取られた対策を評価するために厚労省に設けられた「新型インフルエンザ（A／H1N1）対策総括会議」が10年6月に出した報告書では、水際対策について、病原性や症状の特徴や、国内外での発生状況に応じて、機動的に縮小などの見直しができるようにするべきだと提言した。また、発生国からの症状のない入国者の健康管理については、「感染力だけでなく致死率など健康へのインパクトを考慮しつつ、対象者の範囲を必要最小限とするとともに、その中止の基準を明確にする」と提言した。

一斉休校・休園の影響を考察する

「時間かせぎ」のもうひとつの対策、感染が確認された地域での感染拡大防止策は、限定的な地域内での一斉休校・休園だ。国内で最初に見つかった感染者が通っていた高校のあった兵庫県と隣の大阪府は、学校や幼稚園などの一斉休校・休園に踏み切った。1日ほど遅れて、まだ感染者の出ていない京都府や奈良県などの自治体の学校も休校にするところが増えた。

最初の感染者が見つかった時点ですでに複数の学校で集団感染が発生していたが、一斉休校・休園の効果があり、いったんは感染が収束した。結果として日本は、ほかの国より09年夏前の感染者数がかなり少なく、ある程度の時間かせぎができたといえるだろう。対策総括会議の報告書も「一定の効果はあったと考えられる」としている。ただし、本格的な流行が始まった09年秋以降の休校については、効果がどの程度あったのかは不明だ。対策総括会議は、休校中の生徒の行動なども含めて実態を把握し、休校などの措置について「効果やそのあり方を検討するべきである」とした。

日本のように、感染拡大を防ぐ予防的な意味で休校措置を取った国は多くなかった。欧州疾病対策センターが10年に開いた、休校措置について議論する会議に参加したフランスや日本、米国、英国、香港などの研究者が中心になって、12の国・地域の学校対策を比較した。感染拡大を防ぐために休校措置を取った国は、日本のほかには香港とブルガリア、セルビアだけだった。

逆に米国と英国、南アフリカの3国は、新型インフルエンザウイルスの病原性がそれほど高くなかった点を考慮し、休校に伴う経済・社会的な損失の方が大きいと判断、感染対策として休校しないよう、政府の保健機関が勧告を出した。欧州連合も同年8月、休校対策を取る必要はないという勧告を出した。

英インペリアル・カレッジなどの研究チームが新型インフルエンザ対策における休校について考えるために、09年8月、英医学誌「ランセット・インフェクション」に、過去のさまざまなインフルエンザパンデミックやSARS、別の理由で休校になった事例について検討した総説を発表した。

過去のパンデミックなどを基にした推計では、全体としては感染者数を最大15%、ピーク時には40%減らす効果があるかもしれないという。その一方で、休校には、社会・経済的な損失や、医療従事者への影響、貧困家庭の子どもへの影響など、さまざまな負の要素もあると指摘。12週間の一斉休校で、英国ではGDPの1%、米国では6%に相当する費用がかかる、という推計もあるという。研究チームは、休校措置を取るかどうかは、病原体の重症度や、感染しやすい年代などを考慮して決めるべきで、予防的に実施する場合には、流行が始まる初期に実施しなければ効果は出ないとした。

帰国者・接触者外来の原型となった「発熱外来」

09年のパンデミックで国内が流行期に入って、もっとも混乱したのが「発熱外来」と、ワクチン接種の方法や順序をめぐる議論だった。

「発熱外来」と「発熱相談センター」はセットで準備されることになっていた。発熱相談センターは、熱のある人が不用意に診療所などを受診してほかの患者に感染させることがないよう、まず電話で話を聞き、受診の必要があるかどうか判断し、受診するならどの病院を受診すればいいのかを助言することなどを目的に設置された。基本的には保健所に設置され、主に保健師が対応にあたることになっていた。一方、発熱外来は、都道府県があらかじめ指定した医療機関に設置され、ほかの患者への感染を防ぐために、発熱患者とほかの患者が接しないような入り口や通り道、待合室などを準備しておくことになっていた。

ＷＨＯがフェーズ4を宣言し、新型インフルエンザ対策本部が設置された4月28日、政府は当面の対応として、発熱相談センターや発熱外来を設置する準備を急ぐよう都道府県に求めた。しかし、5月に渡航歴のない神戸市の高校生、続いて大阪府の高校生らの感染が判明した時点で、発熱外来の設置が準備できていたのは数カ所だけだった。

兵庫県や大阪府などの発熱相談センターには突然、嵐のように電話がかかってきてパンクした。大阪府内の自治体の場合、感染者が出るまでのセンターへの電話は合計５００件に満たなかったのが、感染者が見つかった直後には1日1万３０００件近くかかってきた。電話がつながらず、しかも、渡航歴がなくても感染している可能性のあることがわかったため、発熱外来には心配した発熱患者が詰めかけ、半日以上待たなければならないなど大混乱になった。当初は感染が判明した人は全員、入院することになっていたため、兵庫県や大阪府の感染症指定医療機関はすぐに満床になってしまった。

大阪府知事らの強い要請を受け、政府は5月22日には発熱外来などの運用を変更し、患者が急増する地域では、発熱外来だけでなく、一般医療機関でも、発熱患者がほかの患者と交わらないよう入り口や診療時間帯を分けたりして、患者を診察することができるとした。さらに、全国的に感染が拡大するのを見通して6月19日からは、患者が急増する地域かどうかを自治体と政府が認定せず、全国で、同じように一般医療機関でも診察できることに変更した。

2009年の反省から、翌10年の対策総括会議の報告書では、発熱外来と発熱相談センターについて、設置の是非を再度、検討するべきであると提言した。

対策総括会議の提言を受けた「新型インフルエンザ対策専門家会議」での議論を踏まえ、11年9月、新型インフルエンザ対策行動計画が変更された。その際、発熱外来は、「帰国者・接触者外来」に、発熱相談センターは「帰国者・接触者相談センター」へと名称が変更された。設置時期も、元の計画では国内発生があってから設置することになっていたのを、海外で発生した段階で設置すると変更された。これが、今回の新型コロナウイルスで設置された「帰国者・接触者相談センター」の原型だ。

「発熱」には該当者が多すぎて混乱が生じるという09年の反省から名称は変わったが、中身はほぼ同じだ。新型コロナウイルスでは、外来の設置場所が伏せられたため、感染を心配した人が押しかけて列を作ることはなくなったが、逆に「具合が悪いのに診てもらえない」など、受診できないことへの不満が爆発した。また、首都圏など感染者の多い地域の相談センターは相変わらずパンク状態で、何時間も電話がつながらないという状態は改善されなかった。

政治家の介入で混乱したワクチン接種

新型インフルエンザパンデミックでもう一つ混乱したのは、ワクチンの準備と接種をめぐるさまざまな議論だ。

日本のインフルエンザワクチンは、原料となるインフルエンザウイルスを鶏卵で増殖し、不活化して作る。新型インフルエンザウイルスの発生がわかった4月下旬、国内のワクチンメーカー4社はすでに、その年の秋に接種される予定の季節性インフルエンザワクチンの製造を始めていた。新型インフルエンザが猛威を振るえば季節性インフルエンザは下火になるのか、それとも並行して季節性の流行も起こるのかは予測が難しかった。このためWHOは、季節性インフルエンザのワクチンの製造は継続する、という勧告を出した。季節性インフルエンザに加えて新型インフルエンザのワクチンも製造するとなると、新たに製造ラインや鶏卵を確保しなければならず、時間がかかる。結局、新型インフルエンザワクチンの製造が始まったのは7月中旬以降だった。

限られた供給量のワクチンを接種する優先順位が事前に決められていなかったため、厚労省にワクチンについて専門家が議論する「意見交換会」が設けられ、接種の順番について議論が始まった。また、当時の舛添要一・厚労相が輸入の意向を表明したため、ワクチンを輸入するべきかどうかも議論された。そのころにはすでに、新型インフルエンザの重篤性が想定していたよりも軽いことがわかっていたからだ。

接種の順位は、医療従事者をまず優先することになった。ワクチンの輸入については、専門家からは、重篤性や、輸入ワクチンの安全性、とくに国産ワクチンでは使われていないアジュバント（免疫補助剤）が使用されていることや、国内で実施されている皮下注射ではなく筋肉注射であることなどを総合的に判断して、急いで特例的に輸入しなくてもいい、という意見が大半を占めた。にもかかわらず、結局、政治家主導で海外製薬企業2社（グラクソ・スミスクライン社＝GSK＝とノバルティス社）からの輸入が決まった。

ところが、特例承認となる前に、カナダでGSK社ワクチンの接種を受けた人に強い「アナフィラキシーショック」が起きたことが判明し、実態調査などで承認が遅れ、特例承認されたのは翌10年1月になってからだった。そのころにはもう新型インフルエンザの流行は収束に向かって感染者は減っており、しかも、医療従事者以外で優先的に接種することなっていた小児は半数以上がすでに感染していたとみられたことなどから、結局、政府は2社と輸入量を減らす交渉をせざるを得なかった。輸入量が減ってもまだ余った。

接種回数をめぐっても、当時の長妻昭・厚生労働相が、もともとあった専門家の「意見交換会」とは別の「意見交換会」を突如作って開催するなどしたため議論が錯綜し、混乱した。最終的には、もともとの意見交換会で専門家が言っていたように、成人も妊婦も中高生も原則1回、13歳未満は2回の接種となった。

病原性も考慮に入れた対策へ

2009年の新型インフルエンザのパンデミックの経験から、WHOのパンデミックの考え方が変更され、警戒度を6段階で示すフェーズが廃止された。病原体の感染力だけでなく、病原性も考慮に入れてとるべき対策を決める必要性が明らかになったからだ。このため、13年からは、▽警戒期▽パンデミック期▽移行期▽パンデミックとパンデミックの間の時期、という4つのフェーズに分け、各国が独自にリスクを評価して、対策を講じることになった。

国内では、11年9月に改訂された新型インフルエンザ対策計画で、病原性が高くて重症化する人が多い場合だけでなく病原性が低い場合でも対応できるよう、過剰な対策を取らずに病原体の性質に応じた適切な対応が取れるような選択肢が入れられた。

「渡航歴」に絞る対策の限界

検疫を主体とした水際作戦については、09年のパンデミックを踏まえ、日本に限らず国際的に、インフルエンザのように感染してから症状が出るまでに時差のある感染症では、水際作戦で完全に感染を抑止するのは不可能であり、水際対策に必要な職員の人数やかかる費用、病原体の重篤度などのバランスを考慮して、どの程度の水際作戦を取るか決めるべきだというのが公衆衛生の専門家の見解だった。同時に、国内で感染者をきちんと見つけ、感染を不安に思う人たちにしっかり対応するためには、感染疑いのある人の条件に「渡航歴」を入れるべきではない、というのも専門家の見解だった。

それにもかかわらず、改定された新型インフルエンザ対策行動計画では、09年に破綻をきたした発熱外来が「帰国者・接触者外来」となるなど、海外への渡航歴のある人が初期の感染者であるという前提がはずれることはなかった。たしかに、海外で発生した新たな病原体の場合、海外から入って来る以外に国内に感染がもたらされる経路はない。しかし、感染後に症状が出るまでの潜伏期間を考えれば、海外への渡航歴のある人に絞った対策には限界がある。

新型コロナウイルス発生後の国内での初期の感染者確知状況をみても、渡航歴のない、どこで感染したのかわからない人の感染が発覚したことが感染者把握のきっかけだった。しかも、渡航歴のない感染者が増えた後にも、「帰国者・接触者外来」「帰国者・接触者相談センター」という名称は変更されなかった。このため、前述したように、感染の疑いが濃厚で、しかも具合の悪い人が、なかなか確定診断を受けられないなど混乱が生じた。しかも新型コロナウイルスの場合は、むしろ医療機関の側が診察を控え、一部の医療機関に負担が集中してしまう傾向がみられた。第2波や、次のパンデミックでは、感染が疑われる人の相談・受診窓口について、再度、見直しが必要だろう。

政治家と科学者は、何をするべきか

新型インフルエンザ対策総括会議は、感染症危機管理のために、米CDCなどを参考に、感染研の組織や人員体制をより良くする必要があると提言した。しかし、感染研の研究者の人数は翌10年だけは増えたものの、同年に始まった国家公務員削減計画の対象とされ、徐々に減らされてきた。

米国で、厚労省のように国民の健康を担う官庁や、感染症対策や研究を担う機関ではなく、国防長官の指揮下にある国防脅威削減局が21世紀に入ってから、スペイン風邪を生き延びたコミュニティの対策を検証していたという事実は興味深い。

20世紀の一時期、感染症はすでに克服され、過去の病であるといった見方が主流になり、感染症対策や研究に対する予算が削減された。しかし、エイズやエボラ出血熱などの出現により、感染症についての楽観的な見方は否定された。むしろ現代では、感染症対策を安全保障の一環として位置づけて対応を取る国が、米国や中国をはじめ増えてきている。

日本も、公衆衛生的な観点だけからではなく、もっと広い視点で感染症対策を考える必要があるのではないだろうか。ワクチンやサーベイランスも含めた感染症対策の実務、研究、疫学調査などさまざまな領域で、長期的視野に立って、感染症対応能力全般を底上げするべき時期に来ている。

おわりに

災害や事故のたびに引用される物理学者、寺田寅彦の警句、「ものをこわがらな過ぎたり、こわがり過ぎたりするのはやさしいが、正当にこわがることはなかなかむつかしい」。本当にむずかしい。新型コロナウイルスのパンデミックに際し、あらためて自省している。

パンデミックが今後、どのように展開していくのか。先行きはまだ不透明だが、感染をゼロにすることができない以上、日常生活への影響をなるべく抑えつつ、自分が適切だと思う感染対策を取るしかない。すべての人に共通した正解はない中で、指針としているのは、押谷仁・東北大学教授の提唱する「想像する力を武器に」だ。詳しくは、研究室のサイトで公開されているご本人の文章を読んで頂きたいが、新型コロナウイルスに限らず、新興感染症に対峙《たいじ》する上でもっとも大切なのは「他者を想《おも》う想像力だ」という。自分の取る行動の先にいる人々、感染して命を落とした一人ひとりの人生、学校に行けず友だちにも会えない子どもの暮らし、手塩にかけてきた店を閉じる人の無念さ……。

ウイルスと人類の歴史を振り返れば、つねに新たなウイルスが登場し、ヒトに感染してきた。本文で述べたように、いま豚の間で新しいインフルエンザウイルスが流行しており、養豚業の従事者を中心に感染するヒトが増えているという。豚由来の新型インフルエンザウイルスがヒトの間で大流行するようになるかもしれない。今後もまた新たなパンデミックに遭遇する可能性があると思いながら、現在のパンデミックに向き合っている。

イタリアの作家パオロ・ジョルダーノは、世界で200万部以上出版された『コロナ時代の僕ら』でこう書いた。地球規模の病気（パンデミック）は、「僕たちを普段であればぼやけて見えない真実に触れさせ、物事の優先順位を見直させ、現在という時間が本当の大きさを取り戻した、そんな印象さえ与えるのに、病気が治ったとたん、そうした天啓はたちまち煙と化してしまうものだ……僕らが今すぐそれを記憶に留めぬ限りは」。そして、今回のパンデミックの最中に自分や人々のおかしたさまざまな失敗を「忘れたくない」とした。

しかし、実際には、パンデミックの歴史は発生と忘却の繰り返しだ。自戒を込めれば、新型インフルエンザウイルスのパンデミックはたった11年前だったのに、その2年後の東日本大震災がもたらした強烈な体験により、記憶が薄らいでしまった。史上最悪とされ、第一次大戦よりも多くの犠牲者が出たスペイン風邪ですら、長年、人々から忘れ去られた存在だった。

新型コロナウイルスのパンデミックは現在進行中で、忘れ去られた存在になるのはまだ先であろうが、本書がパンデミック発生からの半年間を記憶しておく一助となれば幸いである。先行きのまだ不透明な部分も多く、歯切れの悪い記述がある点、お許し頂きたい。

本書は、10年以上にわたり感染症の取材でお世話になってきた感染症学やウイルス学、公衆衛生学、疫学、呼吸器内科学、小児科学などの専門家や、医療現場で前線に立つ医師や看護師の皆さまからの多大な教えがなければ成立しなかった。一人ひとりのお名前は挙げないが深謝を捧げたい。出版までこぎつけたのは、情報の海を前にしてなかなか原稿がまとまらない筆者に忍耐強くつきあって下さった朝日新書の宇都宮健太朗編集長と編集者の福場昭弘さんのお陰である。あらためて感謝の意を表したい。

2020年7月　感染者数が再び増えてきた東京で

大岩ゆり

◇参考文献◇

〈厚生労働省や国立感染症研究所など国内の公的機関、世界保健機関〈WHO〉などの国際機関、中国疾病対策センター〈中国CDC〉など海外の公的機関、日本感染症学会や米国感染症学会など国内外の学会がHPで一般公開している文書やプレスリリース、統計は省略した。掲載は、日本語文献、英語文献。50音・アルファベット順〉

【書籍】

・アルベール・カミュ（宮崎嶺雄訳）『ペスト』（新潮社、１９６９年）
・石弘之『感染症の世界史』（ＫＡＤＯＫＡＷＡ、２０１８年）
・岩田健太郎『新型コロナウイルスの真実』（ベストセラーズ、２０２０年）
・ウィリアム・Ｈ・マクニール（佐々木昭夫訳）『疫病と世界史』（新潮社、１９８５年）
・エリック・カンデル（須田年生・須田ゆり訳）『芸術・無意識・脳』（九夏社、２０１７年）
・小野友道『肥後の医事ものがたり』（西日本新聞社、２０１６年）
・加藤茂孝『人類と感染症の歴史』（丸善出版、２０１３年）
・加藤茂孝『続・人類と感染症の歴史　新たな恐怖に備える』（丸善出版、２０１８年）
・河岡義裕・今井正樹監修『猛威をふるう「ウイルス・感染症」にどう立ち向かうのか』（ミネルヴァ書房、２０１８年）
・河岡義裕・堀本研子『インフルエンザ　パンデミック』（講談社、２００９年）
・河岡義裕・渡辺登喜子『闘う！　ウイルス・バスターズ』（朝日新聞出版、２０１１年）
・トム・クイン（山田美明・荒川邦子訳）『人類対インフルエンザ』（朝日新聞出版、２０１０年）
・内務省衛生局編『流行性感冒：「スペイン風邪」大流行の記録』（平凡社、２００８年）
・パオロ・ジョルダーノ（飯田亮介訳）『コロナの時代の僕ら』（早川書房、２０２０年）
・速水融『日本を襲ったスペイン・インフルエンザ　人類とウイルスの第一次世界戦争』（藤原書店、２００６年）
・水谷哲也『新型コロナウイルス――脅威を制する正しい知識』（東京化学同人、２０２０年）

・宮村達男監修、和田耕治編集『新型インフルエンザ（Ａ／Ｈ１Ｎ１）わが国における対応と今後の課題』（中央法規出版、２０１１年）
・與謝野晶子『與謝野晶子評論著作集　第18巻』（龍溪書舍、２００２年）
・Alfred W. Crosby『America's Forgotten Pandemic: The Influenza of 1918』（Cambridge University Press、第2版、２００３年）
・Suzanne Austin Alchon『A Pest in the Land - New World Epidemics in a Global Perspective』（University of New Mexico Press、２００３年）

【論文・総説（プレプリントを含む）】

・川名明彦ら、「新型コロナウイルス感染症（ＣＯＶＩＤ－19）」（日本内科学会雑誌１０９巻３号）
・工藤宏一郎、間辺利江、「新型インフルエンザ——臨床の立場から——」（ウイルス　第60巻第1号、pp. 9-16, 2010）
・田口文章、滝龍雄、会田恵、「インフルエンザ菌：誰が最初の発見者か」（日本細菌学雑誌 50（３）:787-791, 1995）
・Aaron Miller et al., Correlation between universal BCG vaccination policy and reduced morbidity and mortality for COVID-19: an epidemiological study. medRxiv posted March 28, 2020.
・Aki Sakurai et al., Natural History of Asymptomatic SARS-CoV-2 Infection. N Engl J Med published online on June 12, 2020.
・Akira Endo et al., Estimating the overdispersion in COVID-19 transmission using outbreak sizes outside China. Wellcome Open Research published online on April 9, 2020.
・Alexander J Millman et al., Influenza Outbreaks Among Passengers and Crew on Two Cruise Ships: A Recent Account of Preparedness and Response to an Ever-Present Challenge. J Travel Med. Sep-Oct 2015;22(5):306-11.
・Alice Latinne et al., Origin and cross-species transmission of bat coronaviruses in China. bioRxiv Posted May 31, 2020.
・Allison E Aiello et al., Effect of Hand Hygiene on Infectious Disease Risk in the Community Setting: A Meta-

Analysis. Am J Public Health. 2008 Aug;98(8):1372-81.

・Amine Namouchi et al., Integrative Approach Using *Yersinia pestis* Genomes to Revisit the Historical Landscape of Plague During the Medieval Period. Proc Natl Acad Sci U S A. 2018 Dec 11;115(50):E11790-E11797.

・Ana Gonzalez-Reiche et al., Introductions and early spread of SARS-CoV-2 in the New York City area. medRxiv posted on April 16, 2020.

・Angelo Carfì et al., Persistent Symptoms in Patients After Acute COVID-19, JAMA. Published online on July 9, 2020.

・Ankit B. Patel and Ashish Verma, Nasal ACE2 Levels and COVID-19 in Children. JAMA. Published online May 20, 2020.

・Ann Reid et al., Evidence of an Absence: The Genetic Origins of the 1918 Pandemic Influenza Virus. Review Nat Rev Microbiol. 2004 Nov; 2(11):909-14.

・Ann Reid et al., Origin and evolution of the 1918 "Spanish" influenza virus hemagglutinin gene. Proc Natl Acad Sci U S A. 1999 Feb 16; 96(4): 1651-1656.

・Ann Reid et al., The 1918 Spanish Influenza: Integrating History and Biology. Microbes Infect. 2001 Jan;3(1):81-7.

・Ann Reid et al.. Characterization of the 1918 "Spanish" Influenza Virus Neuraminidase Gene. PNAS. Vol. 97. No. 12. June 2000: 6785-6790.

・B. J. Cowling et al., Face masks to prevent transmission of influenza virus: a systematic review. Epidemiol. Infect. (2010), 138, 449-456.

・Barbara Jester et al., Readiness for Responding to a Severe Pandemic 100 Years After 1918. Am J Epidemiol. 2018 Dec 1;187(12):2596-2602.

・Benjamin Cowling et al., Impact assessment of non-pharmaceutical interventions against coronavirus disease 2019 and influenza in Hong Kong: an observational study. The Lancet.vol. 5, issue 5, E279-E288, MAY 01, 2020.

・Boris V. Schmida et al., Climate-driven introduction of the Black Death and successive plague reintroductions into Europe, Proc Natl Acad Sci U S A. 2015 Mar 10; 112(10) : 3020-3025.

・Brian McCloskey et al., SARS to novel coronavirus - old lessons and new lessons. Epidemiol Infect. 2020; 148: e22. Published online 2020 Feb 5.

・Camilla Rothe et al., Transmission of 2019-nCoV Infection from an Asymptomatic Contact in Germany.N Engl J Med. 2020 Mar 5; 382(10) : 970-971.

・Catharine Paules et al., Coronavirus Infections-More Than Just the Common Cold. JAMA. 2020 Jan 23. Online ahead of print.

・Chaolin Huang et al., Clinical features of patients infected with 2019 novel coronavirus in Wuhan, China. Lancet 2020; 395: 497-506.

・Chen Wang et al., A novel coronavirus outbreak of global health concern. Lancet, published online on Jan.24, 2020.

・Chi-Mai Chen et al., Containing COVID-19 Among 627, 386 Persons in Contact With the Diamond Princess Cruise Ship Passengers Who Disembarked in Taiwan: Big Data Analytics. J Med Internet Res. 2020 May 5;22(5) :e19540.

・Christopher Langford, Did the 1918-19 influenza pandemic originate in China? Popul Dev Rev, 31(2005) :473-505.

・Chuang Liu et al., Viral Architecture of SARS-CoV-2 with Post-Fusion Spike Revealed by Cryo-EM. bioRxiv posted on Mar 5, 2020.

・Claudia Pappas et al., Single gene reassortants identify a critical role for PB1, HA, and NA in the high virulence of the 1918 pandemic influenza virus. Proc Natl Acad Sci U S A. 2008 Feb 26; 105(8) : 3064-3069.

・Coronaviridae Study Group of the International Committee on Taxonomy of Viruses, The species Severe acute respiratory syndrome-related coronavirus: classifying 2019-nCoV and naming it SARS-CoV-2. Nature Microbiology volume 5, pages 536-544(2020).

・Danielle Miller et al., Full genome viral sequences inform patterns of SARS-CoV-2 spread into and within

Israel. medRxiv ponsted on May 22, 2020.

・Darwyn Kobasa et al., Aberrant innate immune response in lethal infection of macaques with the 1918 influenza virus. Nature, 445(2007): 319-323.

・David Bibel and T.H.Chen, Diagnosis of plague: an analysis of the Yersin-Kitasato controversy. Bacteriol Rev. 1976 Sep; 40(3) : 633-651.

・David Boulware et al., A Randomized Trial of Hydroxychloroquine as Postexposure Prophylaxis for Covid-19. N Engl J Med. Published online on June 3, 2020.

・David Ellinghaus et al., The ABO blood group locus and a chromosome 3 gene cluster associate with SARS-CoV-2 respiratory failure in an Italian-Spanish genome-wide association analysis. medRxiv posted on June 2, 2020.

・David L Heymann, Data Sharing and Outbreaks: Best Practice Exemplified. Lancet. 2020 Feb 15;395(10223):469-470.

・David Morens et al., Predominant Role of Bacterial Pneumonia as a Cause of Death in Pandemic Influenza: Implications for Pandemic Influenza Preparedness. J Infect Dis Oct. 2008 198(7) :962-970.

・Derek K Chu et al., Physical Distancing, Face Masks, and Eye Protection to Prevent Person-To-Person Transmission of SARS-CoV-2 and COVID-19: A Systematic Review and Meta-Analysis. Lancet. 2020 Jun 1. Online ahead of print.

・Dillon Adam et al., Clustering and superspreading potential of severe acute respiratory syndrome coronavirus 2 (SARS-CoV-2) infections in Hong Kong. Research Square posted on May 21, 2020.

・Edward Gu and Lantian Li, Crippled community governance and suppressed scientific/professional communities: a critical assessment of failed early warning for the COVID-19 outbreak in China. Journal of Chinese Governance Volume 5, 2020-Issue 2: The COVID-19 Outbreak and Governing Public Health Emergency in China. Pages 160-177.

・Eisuke Nakazawa et al., Chronology of COVID-19 Cases on the Diamond Princess Cruise Ship and Ethical

Considerations: A Report From Japan. Disaster Med Public Health Prep. 2020 Mar 24;1-8.

・Emmie de Wit et al., 1918 H1N1 influenza virus replicates and induces proinflammatory cytokine responses in extrarespiratory tissues of ferrets. J Infect Dis, 217(2018) : 1237-1246.

・Eric Rubin, Expression of Concern: Mehra MR et al. Cardiovascular Disease, Drug Therapy, and Mortality in Covid-19. N Engl J Med. DOI: 10. 1056/NEJMoa2007621. N Engl J Med. Published online on June 2, 2020.

・Ervin Fodor et al., Rescue of Influenza A Virus from Recombinant DNA. J Virol. 1999 Nov; 73(11) : 9679-9682.

・Faisal bin-Reza et al., The use of masks and respirators to prevent transmission of influenza: a systematic review of the scientific evidence. Influenza Other Respir Viruses. 2012 Jul; 6(4) : 257-267.

・Fan Wu et al., Neutralizing antibody responses to SARS-CoV-2 in a COVID-19 recovered patient cohort and their implications. medRxiv posted on Apr.6, 2020.

・Fatimah S Dawood et al., Estimated global mortality associated with the first 12 months of 2009 pandemic influ enza A H1N1 virus circulation: a modelling study. Lancet Infect Dis. 2012;12: 687-95.

・Feng-Cai Zhu et al., Safety, tolerability, and immunogenicity of a recombinant adenovirus type-5 vectored COVID-19 vaccine:a dose-escalation, open-label, non-randomised, first-in-human trial. Lancet, published online on May 22, 2020.

・Gabriel Leung et al., The Epidemiology of Severe Acute Respiratory Syndrome in the 2003 Hong Kong Epidemic: An Analysis of All 1755 Patients. Ann Intern Med. 2004; 141: 662-673.

・Gabriele Neumann et al., Generation of influenza A viruses entirely from cloned cDNAs. Proc Natl Acad Sci U S A. 1999; 96:9345-9350.

・Gary Geiss et al., Cellular transcriptional profiling in influenza A virus-infected lung epithelial cells: the role of the nonstructural NS1 protein in the evasion of the host innate defense and its potential contribution to pandemic influenza. Proc Natl Acad Sci U S A. 2002 Aug 6;99(16) :10736-41.

・Gianguglielmo Zehender et al., Genomic Characterization and Phylogenetic Analysis of SARS-COV-2 in Italy. J

Med Virol. 2020 Mar 29;10.1002/jmv.25794.

・Giovanna M, et al., Phylogenetic diversity and historical patterns of pandemic spread of Yersinia pestis. Nat Genet. 2010 Dec; 42(12): 1140-1143.

・Giuseppe Mancia et al., Renin-Angiotensin-Aldosterone System Blockers and the Risk of Covid-19. N Engl J Med published online on May 1, 2020.

・Grifoni et al., Targets of T Cell Responses to SARS-CoV-2 Coronavirus in Humans with COVID-19 Disease and Unexposed Individuals, Cell (2020).

・Harmony Reynolds et al., Renin-Angiotensin-Aldosterone System Inhibitors and Risk of Covid-19. N Engl J Med published online on May 1, 2020.

・Hideaki Kato et al., Clinical course of 2019 novel coronavirus disease (COVID-19) in individuals present during the outbreak on the Diamond Princess cruise ship. J Infect Chemother. 2020 May 13. Online ahead of print.

・Hiroshi Nishiura et al., Closed environments facilitate secondary transmission of coronavirus disease 2019. medRxiv posted on April 16, 2020.

・Hitoshi Oshitani et al., Cluster-based approach to Coronavirus Disease 2019 (COVID-19) response in Japan-February-April 2020. Japanese Journal of infectious diseases. published online, 2020.

・Howard Markel et al., Nonpharmaceutical Influenza Mitigation Strategies, US Communities, 1918-1920 Pandemic. Emerg Infect Dis. 2006 Dec; 12(12): 1961-1964.

・Hua Qian et al., Indoor transmission of SARS-CoV-2. medRxiv posted on April 7, 2020.

・Ichiro Takeuchi, COVID-19 first stage in Japan - how we treat 'Diamond Princess Cruise Ship' with 3700 passengers? Acute Med Surg. 2020 Jan-Dec; 7(1): e506.Published online Mar.24, 2020.

・Imperial College COVID-19 Response Team, Report 9: Impact of non-pharmaceutical interventions (NPIs) to reduce COVID-19 mortality and healthcare demand. 16 March 2020.

・Isaac Bogoch et al., Pneumonia of unknown aetiology in Wuhan, China: potential for international spread via

commercial air travel., Journal of Travel Medicine, 2020, 1-3.
・James L. Daly et al., Neuropilin-1 is a host factor for SARS-CoV-2 infection. bioRxiv posted on June 5, 2020.
・Jeffery Taubenberger and David Morens. 1918 Influenza: the mother of all pandemics. Emerg Infect Dis. 2006;12:15-22.
・Jeffery Taubenberger et al., Integrating Historical, Clinical and Molecular Genetic Data in Order to Explain the Origin and Virulence of the 1918 Spanish Influenza Virus. Review Philos Trans R Soc Lond B Biol Sci. 2001 Dec 29;356(1416):1829-39.
・Jeffery Taubenberger et al., Initial Genetic Characterization of the 1918 "Spanish" Influenza Virus. Science. 1997 Mar 21;275(5307):1793-6.
・Jeffery Taubenberger et al., Characterization of the 1918 Influenza Virus Polymerase Genes. Nature. 2005 Oct 6;437(7060):889-93.
・Jeffrey Taubenberger, The Origin and Virulence of the 1918 "Spanish" Influenza Virus. Proc Am Philos Soc. 2006 Mar; 150(1): 86-112.
・Jeremy Howard et al., Face Masks Against COVID-19: An Evidence Review. Preprints 2020, 2020040203.
・Jianjian Wei et al., Airborne spread of infectious agents in the indoor environment. Am J Infect Control. 2016 Sep 2; 44(9): S102-S108.
・Jing Lu et al., Genomic Epidemiology of SARS-CoV-2 in Guangdong Province, China. Cell 181, 997-1003. May 28, 2020.
・John Jarcho et al., Inhibitors of the Renin-Angiotensin-Aldosterone System and Covid-19. N Engl J Med published online on May 1, 2020.
・John M Barry, The site of origin of the 1918 influenza pandemic and its public health implications, J Transl Med. 2004; 2: 3.
・John Oxford and Douglas Gill, A Possible European Origin of the Spanish Influenza and the First Attempts to

Reduce Mortality to Combat Superinfecting Bacteria: An Opinion From a Virologist and a Military Historian. Hum Vaccin Immunother.2019;15(9):2009-2012.

・John Oxford and Douglas Gill. Unanswered Questions About the 1918 Influenza Pandemic: Origin, Pathology, and the Virus Itself.Lancet Infect Dis. 2018 Nov;18(11):e348-e354.

・Juliana Cepelowicz Rajter et al., ICON (Ivermectin in COvid Nineteen) study: Use of Ivermectin is Associated with Lower Mortality in Hospitalized Patients with COVID19. medRxiv posted on June 10, 2020.

・June-Ho Kim et al., How South Korea Responded to the Covid-19 Outbreak in Daegu.NEJM Catalyst Innovations in Care Delivery. Epub ahead of print published on June 3, 2020.

・Junhua Deng et al., Serological Survey of SARS-CoV-2 for Experimental, Domestic, Companion and Wild Animals Excludes Intermediate Hosts of 35 Different Species of Animals. Transbound Emerg Dis. 2020 Apr 17. Online ahead of print.

・Kai Kupferschmidt,「Mutations can reveal how the coronavirus moves-but they're easy to overinterpret」(Science, published online on Mar. 9, 2020)

・Kangpeng Xiao et al., Isolation of SARS-CoV-2-related Coronavirus From Malayan Pangolins. Nature. 2020 May 7. Online ahead of print.

・Kathy Hancock et al., Cross-Reactive Antibody Responses to the 2009 Pandemic H1N1 Influenza Virus. N Engl J Med 2009; 361:1945-1952.

・Kenji Mizumoto et al., Estimating the asymptomatic proportion of coronavirus disease 2019(COVID-19) cases on board the Diamond Princess cruise ship, Yokohama, Japan, 2020. Eurosurveillance Volume 25, Issue 10, 12/Mar/2020.

・Kensaku Kakimoto et al., Initial Investigation of Transmission of COVID-19 Among Crew Members During Quarantine of a Cruise Ship — Yokohama, Japan, February 2020. U.S.Center for Disease Control and Prevention Morbidity and Mortality Weekly Report. March 20, 2020 / 69(11);312-313.

・Kostas Danis et al., Cluster of Coronavirus Disease 2019(COVID-19) in the French Alps, February 2020. Clinical

Infectious Diseases, ciaa424, published on April 11, 2020.
・Kristian Andersen et al., The Proximal Origin of SARS-CoV-2. Nat Med. 2020 Apr;26(4):450-452.
・Leah Moriarty et al., Public Health Responses to COVID-19 Outbreaks on Cruise Ships – Worldwide, February-March 2020. U.S.Center for Disease Control and Prevention Morbidity and Mortality Weekly Report. March 27, 2020 / 69(12);347-352.
・Lei Xu et al., Historical and genomic data reveal the influencing factors on global transmission velocity of plague during the Third Pandemic. Proc Natl Acad Sci U S A. 2019 Jun 11; 116(24): 11833-11838.
・Liang Tian et al., Calibrated Intervention and Containment of the COVID-19 Pandemic. arXiv:2003.07353. Posted on March 16, last revised on April 2, 2020.
・Lirong Zou et al., SARS-CoV-2 Viral Load in Upper Respiratory Specimens of Infected Patients. N Engl J Med. 2020 Mar 19;382(12):1177-1179.
・Ludovico Cantuti-Castelvetri et al., Neuropilin-1 facilitates SARS-CoV-2 cell entry and provides a possible pathway into the central nervous system. bioRxiv posted on June 10, 2020.
・Mandeep Mehra et al., Cardiovascular Disease, Drug Therapy, and Mortality in Covid-19. N Engl J Med published online on May 1, 2020 and retracted on June 4, 2020.
・Martin Bootsma and Neil Ferguson, The effect of public health measures on the 1918 influenza pandemic in U.S. cities. PNAS May 1, 2007 104(18) 7588-7593.
・Mary Marovich et al., Monoclonal Antibodies for Prevention and Treatment of COVID-19. JAMA. Published online June 15, 2020.
・Masayoshi Enami et al., Introduction of site-specific mutations into the genome of influenza virus. Proc Natl Acad Sci U S A. 1990 May; 87(10): 3802-3805.
・Matthew Biggerstaff et al., Estimates of the reproduction number forseasonal, pandemic, and zoonotic influenza: a systematic review of the literature. BMC Infectious Diseases 2014, 14:480.

・Michael Worobey et al., Genesis and pathogenesis of the 1918 pandemic H1N1 influenza A virus. Proc Natl Acad Sci USA, 111 (2014) : 8107–8112.

・Michael Worobey et al., The emergence of SARS-CoV-2 in Europe and the US. bioRxiv posted on May 23, 2020.

・Najmul Haider et al., Passengers' destinations from China: low risk of Novel Coronavirus (2019-nCoV) transmission into Africa and South America. Epidemiol Infect. 2020; 148: e41.Published online 2020 Feb 26.

・Nanshan Chen et al., Epidemiological and Clinical Characteristics of 99 Cases of 2019 Novel Coronavirus Pneumonia in Wuhan, China: A Descriptive Study. Lancet. 2020 Feb 15;395(10223) :507–513.

・Nathan W Furukawa et al., Evidence Supporting Transmission of Severe Acute Respiratory Syndrome Coronavirus 2 While Presymptomatic or Asymptomatic. Emerg Infect Dis. 2020 May 4;26(7). Published online ahead of print.

・Neeltje van Doremalen et al., Aerosol and Surface Stability of SARS-CoV-2 as Compared with SARS-CoV-1. April 16, 2020. N Engl J Med. 2020; 382:1564–1567.

・Ping Liu et al., Are pangolins the intermediate host of the 2019 novel coronavirus (SARS-CoV-2) PLoS Pathog. 2020 May 14;16(5) :e1008421.

・Pragyan Deb et al., How the Great Lockdown Saved Lives. IMF Blog FINANCE & DEVELOPMENT MAGAZINE. June 2, 2020.

・Pragyan Deb et al., The effect of containment measures on the COVID-19 pandemic. Covid Economics 19, 18 May 2020: 53–86.

・Qiang Liu et al., The cytokine storm of severe influenza and development of immunomodulatory therapy. Cell Mol Immunol. 2016 Jan; 13(1) : 3–10.

・Quan-Xin Long et al., Clinical and immunological assessment of asymptomatic SARS-CoV-2 infections. Nat Med (2020). Published online ahead of print on June 18, 2020.

・Qun Li et al., Early Transmission Dynamics in Wuhan, China, of Novel Coronavirus-Infected Pneumonia. N

Engl J Med. 2020 Mar 26; 382(13) : 1199-1207.
・Rachael Pung et al., Investigation of Three Clusters of COVID-19 in Singapore: Implications for Surveillance and Response Measures. Lancet. 2020 Mar 28;395(10229) :1039-1046.
・Renyi Zhang et al., Identifying airborne transmission as the dominant route for the spread of COVID-19. PNAS first published June 11, 2020.
・Richard Bluhm et al., The spread of COVID-19 and the BCG vaccine: A natural experiment in reunified Germany. Covid Economics 19, 18 May 2020: 87-114.
・Richard Hatchett et al., Public health interventions and epidemic intensity during the 1918 influenza pandemic. PNAS 2007; 104: 7582-7587.
・Richard Levitan, The Infection That's Silently Killing Coronavirus Patients.(The New York Times, April 20, 2020).
・Ruifu Yang and Thomas Butler, Discovery of the Plague Pathogen: Lessons Learned. Adv Exp Med Biol. 2016;918:27-33.
・Seth Flaxman et al., Estimating the effects of non-pharmaceutical interventions on COVID-19 in Europe. Nature (2020). Published online ahead of print on 08 June 2020.
・Sima Asadi et al., Aerosol emission and superemission during human speech increase with voice loudness. Scientific Reports volume 9, Article number: 2348 (2019).
・Simon Cauchemez et al., Closure of schools during an influenza pandemic. Lancet Infect Dis. 2009 Aug;9(8) :473-81.
・Simon Cauchemez et al., School closures during the 2009 influenzapandemic: national and local experiences. l. BMC Infectious Diseases 2014, 14:207.
・Stanley Perlman, Another Decade, Another Coronavirus. N Engl J Med. 2020 Feb 20;382(8) :760-762.
・Supinda Bunyavanich et al., Nasal Gene Expression of Angiotensin-Converting Enzyme 2 in Children and Adults. JAMA. Published online May 20, 2020.

・Tamer Rabie et al., Handwashing and Risk of Respiratory Infections: A Quantitative Systematic Review. Review Trop Med Int Health. 2006 Mar;11(3):258-67.
・Teiichiro Shiino et al., Molecular Evolutionary Analysis of the Influenza A(H1N1) pdm, May-September, 2009: Temporal and Spatial Spreading Profile of the Viruses in Japan.
・Terrence Tumpey et al., Characterization of the Reconstructed 1918 Spanish Influenza Pandemic Virus. Science. 2005 Oct 7;310(5745):77-80.
・Terrence Tumpey et al., Existing antivirals are effective against influenza viruses with genes from the 1918 pandemic virus. Proc Natl Acad Sci U S A. 2002 Oct 15;99(21):13849-54.
・Terrence Tumpey et al., Pathogenicity and immunogenicity of influenza viruses with genes from the 1918 pandemic virus. Proc Natl Acad Sci U S A. 2004 Mar 2;101(9):3166-71.
・Terry Jones, An analysis of SARS-CoV-2 viral load by patient age. Preprint.
・The University of Michigan Medical School Center for the History of Medicine, A Historical Assessment of Nonpharmaceutical Disease Containment Strategies Employed by Selected U.S. Communities During the Second Wave of the 1918-1920 Influenza Pandemic. (Defense Threat Reduction Agency, 2006)
・Thomas Butler, Plague into the 21st Century, Clin Infect Dis. 2009 Sep 1;49(5):736-42.
・Tokiko Watanabe and Yoshihiro Kawaoka, Pathogenesis of the 1918 pandemic influenza virus. PLoS Pathog, 7 (2011): e1001218
・Tokiko Watanabe et al., Viral RNA polymerase complex promotes optimal growth of 1918 virus in the lower respiratory tract of ferrets. Proc Natl Acad Sci USA, 106 (2009): 588-592
・U.S.Center for Disease Control and Prevention, Severe Acute Respiratory Syndrome-Singapore, 2003. (Morbidity and Mortality Weekly Report, May 9, 2003 / 52(18);405-411)
・Uri Hamiel et al., SARS-CoV-2 Rates in BCG-Vaccinated and Unvaccinated Young Adults. JAMA. 2020;323(22):2340-2341.

・Victor Puelles et al., Multiorgan and Renal Tropism of SARS-CoV-2. N Engl J Med. May 13, 2020.
・Wei-Jie Guan et al., Clinical Characteristics of Coronavirus Disease 2019 in China. N Engl J Med. 2020 Apr 30;382(18):1708-1720.
・Wenling Wang et al., Detection of SARS-CoV-2 in Different Types of Clinical Specimens. JAMA. 2020;323(18): 1843-1844.
・Xi He et al., Temporal dynamics in viral shedding and transmissibility of COVID-19. Nature Medicine volume 26, 672-675(2020)
・Xiaoli Wang et al., Neutralizing Antibodies Responses to SARS-CoV-2 in COVID-19 Inpatients and Convalescent Patients. medRxiv posted on Apr.23, 2020. (DOI: 2020.04.15.20065623)
・Xiaonan Zhang et al., Viral and Host Factors Related to the Clinical Outcome of COVID-19. Nature. 2020 May 20. Online ahead of print.
・Yang Pan et al., Viral Load of SARS-CoV-2 in Clinical Samples. Lancet Infect Dis. 2020 Apr;20(4):411-412.
・Yaning Li et al., Structural basis for the recognition of SARS-CoV-2 by full-length human ACE2. Science 27 Mar 2020: Vol. 367, Issue 6485: 1444-1448.
・Yasuhiko Kamikubo and Atushi Takahashi, Dynamics of SARS-CoV-2 by herd immunity and antibody-dependent enhancement. Cambridge Open Engage posted on May 2, 2020.
・Yasuhiko Kamikubo and Atsushi Takahashi, Epidemiological Tools that Predict Partial Herd Immunity to SARS Coronavirus 2. medRxiv, posted on Mar.27, 2020.
・Ying Li et al., Chinese People's Liberation Army on Action of Fighting against Ebola in Africa: Implications and Challenges. Chin Med J (Engl). 2015 May 20; 128(10): 1420.
・Yoshihiro Kawaoka, et al., Sequence requirements for cleavage activation of influenza virus hemagglutinin expressed in mammalian cells. Proc Natl Acad Sci U S A. 1988 Jan;85(2):324-8.
・Yoshihiro Yamahata and Ayako Shibata. Preparation for Quarantine on the Cruise Ship Diamond Princess in

Japan Due to COVID-19. JMIR Public Health Surveill. 2020 May 11;6(2) :e18821.
・Yuanyuan Dong et al., Epidemiological Characteristics of 2143 Pediatric Patients With 2019 Coronavirus Disease in China. Pediatrics. 2020; doi: 10. 1542/peds. 2020-0702.
・Yuki Furuse et al., Clusters of Coronavirus Disease in Communities, Japan, January-April 2020. Emerg Infect Dis. 2020 Jun 10;26(9). Published online ahead of print.
・Yuxin Yan et al., The First 75 Days of Novel Coronavirus (SARS-CoV-2) Outbreak: Recent Advances, Prevention, and Treatment. Int J Environ Res Public Health. 2020 Mar 30;17(7) :2323.
・Zunyou Wu et al., Characteristics of and Important Lessons From the Coronavirus Disease 2019 (COVID-19) Outbreak in China: Summary of a Report of 72 314 Cases From the Chinese Center for Disease Control and Prevention. JAMA. 2020 Feb 24. Online ahead of print.

【新聞、通信社、テレビ局などのメディア情報】

・ＡＦＰ、「中国、ウイルス警告医師の死で情報統制か 報道錯綜に批判」（２０２０年２月７日）
・Bloomberg、「モデルナ、新型コロナワクチンの最終治験を７月から開始――３万人対象」（２０２０年６月11日）
・ＭＢＳニュース、「【特集】新型コロナ対応『和歌山モデル』を徹底取材！　内部文書と当事者証言から読み解く…〝安全宣言〟の要因とは？」（２０２０年３月29日）
・Ｎｅｗｓｗｅｅｋ日本版、「日本とは『似て非なる国』タイのコロナ事情」（飯山陽、２０２０年５月６日）
・ＮＨＫ、「遠洋マグロ漁船 南アフリカ入国制限で船員補充できず足止め」（２０２０年６月15日）
・ＮＨＫクローズアップ現代＋、「新型コロナウイルス　救える命を救えるのか　～医療崩壊リスク・現場の訴え～」（２０２０年４月14日）
・ＮＨＫ政治マガジン、「クルーズ船で何が起きた」（２０２０年３月４日）
・ＮスペＰｌｕｓ、「調査報告クルーズ船　ウイルス対策のカギは？」（ＮＨＫ、２０２０年５月７日）
・Reuters、「アングル：ドイツが選んだ対コロナ国際協調、米の内向き姿勢と一線」（２０２０年６月12日）

・財新編集部、「新型肺炎を武漢で真っ先に告発した医師の悲運」（東洋経済ＯＮＬＩＮＥ）（２０２０年２月７日）
・時事ドットコム（北京ＡＦＰ＝時事）、「ロボットと監視カメラ、ＳＦのディストピア思わせる中国のコロナ隔離生活」（２０２０年５月13日）
・石川源太、山口典宏、「新型コロナウイルス感染症　ニューヨークにおける対応と現在、希望の兆し」（週刊医学界新聞）（２０２０年４月20日）
・中央通訊、「台湾、新型コロナ発生をいち早く察知 きっかけはネット掲示板の投稿」（２０２０年４月16日）
・朝日新聞・論座、「『マスク着用条例』　アウトかセーフか」（小田博士、２０２０年５月21日）／「ＳＡＲＳの轍を踏まなかった香港の新型コロナ３原則」（高島大浩、２０２０年５月15日）／「感染者14万人でも『医療崩壊』しないドイツ　感染者１万人で『医療危機』の日本」（石垣千秋、２０２０年４月22日）／「新型コロナがあぶり出した民主主義と権威主義の競争」（吉岡桂子）（２０２０年４月27日）／「中国の新型コロナ、初期対応〝失敗〟の検証」（村上太輝夫、２０２０年４月23日）
・朝日新聞デジタル、（コロナの時代　薄氷の防疫：下）滞ったＰＣＲ検査、偏った負荷　４月保健所逼迫、民間の活用不十分（２０２０年６月23日）／（社説）中韓入国制限　説明なき転換、またも（２０２０年３月７日）／「春節商戦」直撃した旅行禁止　焦る中国、対応を急転回（２０２０年１月26日）／「面的な戦時状態」新型肺炎広がる武漢、異例の措置（２０２０年１月23日）／「渡航制限しないで」習氏ら積極外交　日本に各国注視（２０２０年２月７日）／「同居３人が肺炎……変だ」　病院の機転でクラスター発覚（２０２０年４月12日）／「新たな感染者なし」　和歌山の病院、「正常化」めざす（２０２０年２月26日）／19日間で武漢全員の９９０万人検査　陽性は３００人（２０２０年６月５日）／クルーズ船「大変なことに」　深夜に鳴った菅氏の携帯（２０２０年３月28日）／タイ、非常事態宣言延長　外国人入国禁止を維持　５月末まで（２０２０年４月29日）／タイ、夜間外出禁止令解除へ　飲食店の酒類提供を許可（２０２０年６月13日）／タイ非常事態、１カ月再延長　「政権批判抑え込みに利用」反発（２０２０年５月27日）／むき出しの食事、喫煙所に検疫官　下船後には偏見と差別（２０２０年３月30日）／ワクチン治験、集まる注目　コロナ感染急拡大のブラジル　医師「理想的な場」／反発も（２０２０年６月23日）／医師ら感染した和歌山の病院、外来再開　院長が安全宣言（２０２０年３月４日）／外科病棟を舞台に院内感染か　和歌山で経路調査始まる（２０２０年２月15

日）／県内感染確認から1週間　経済への影響に課題 和歌山（2020年2月21日）／治療は「生き残れそうな人から」NY病院の地獄絵図（2020年3月30日）／受け入れられなかった提案　クルーズ船、感染拡大の内幕（2020年3月29日）／習近平主席の国賓訪日延期　両政府、今秋以降で再調整へ（2020年3月5日）／春節目前、水際で防げ新型肺炎　日本も中国も対策強化（2020年1月21日）／心臓2度止まり、救急医は逝った　スペイン医療現場の今（2020年4月26日）／新型コロナ、和歌山の医師が感染　解熱剤服用しつつ勤務（2020年2月13日）／新型肺炎、中国の死者80人に　春節休暇を3日間延長へ（2020年1月27日）／制限緩和、早すぎたのか　第2波？　イランで再び感染者増（2020年5月29日）／制限緩和した韓国、82人が集団感染　4月以来の規模に新型コロナウイルス（2020年5月28日）／生活・経済を寸断の新型肺炎　中国各地で移動規制広がる」（2020年1月27日）／声なき首相の危ない強権、国民の怒りが希望　中島岳志氏（2020年5月27日）／第2波の北京「まるで監獄だ」　政権の威信かけ徹底対策（2020年6月21日）／中韓からの入国大幅制限　指定場所で2週間待機要請（2020年3月5日）／中国、海外への団体旅行を禁止　27日から　新型肺炎（2020年1月26日）／謎の感染ルート　病院内で拡大、でもどこから？　和歌山（2020年2月26日）／入国制限は遅すぎたか　透ける中国への配慮、指導力演出（2020年3月6日）／非常事態宣言、強権維持に利用？　タイで活動家ら一時拘束（2020年5月23日）／必ずマスク、入退店をスマホで記録　タイで百貨店が再開（2020年5月19日）／武漢の新型肺炎病院、10日で完成　東京ドームの約半分（2020年2月2日）／武漢封鎖、習指導部には両刃の剣　SARSのトラウマも」（2020年1月24日）／流行規模、日本は小さかった？　低い陽性率に第2波懸念（2020年6月23日）／臨時休校要請、首相「独断」に腹心の影　菅氏ら置き去り（2020年2月28日）／和歌山　県内の感染者13人に　40代男性、新たに確認（2020年2月23日）／和歌山　新たな感染なし　病院関係450人の検査進める（2020年2月20日）／和歌山　新たな感染者なし、県内感染者ゼロは9日連続（2020年3月3日）／和歌山　新たな陽性なし　済生会有田病院の退院も認める（2020年2月25日）／和歌山で新たに3人感染確認　クルーズ船活動の看護師ら」（2020年2月18日）／和歌山で新たに4人の感染判明、県内計9人に　新型肺炎（2020年2月17日）

・読売新聞、「感染香港男性乗船のクルーズ船、10人が発熱訴え…3500人異例の再検疫」（2020年2月4日）

・日経クロステック、「『新型コロナ病院』日本でも10日で建設可能」（2020年3月23日）

・日経バイオテク、「アンジェス、新型コロナワクチンの第1／2相臨床試験の詳細が判明」（2020年6月26日）
・日経新聞、平年より死者上回る「超過死亡」特定警戒11都府県で発生　緊急事態発令の4月（2020年6月12日）／「職場クラスター」も発生　東京の感染経路拡散に警戒（2020年6月24日）／PCR検査能力、1日1万件に増　みらかなど3社、先月の3倍　受託拠点、地方にも開設（2020年5月30日）／アンジェスのコロナワクチン、大阪市大病院で治験へ（2020年6月25日）／クルーズ船 薬不足深刻 新型肺炎 客の要望に追いつかず（2020年2月9日）／ワクチン開発競争　実力増す中国、いらだつ米国（2020年6月11日）／ワクチン量産に設備の壁　特殊な技術、欧米勢が先行（2020年5月22日）／新型コロナワクチン、欧州で調達競争　第2波を懸念」（2020年6月23日）／接触探知アプリ、60カ国に広がる　効果には「普及6割」（2020年5月24日）
・白木公康、「緊急寄稿（1）新型コロナウイルス感染症（COVID-19）のウイルス学的特徴と感染様式の考察」（Web医事新報）（2020年3月18日）
・白木公康、「緊急寄稿（2）新型コロナウイルス感染症（COVID-19）治療候補薬アビガンの特徴」（Web医事新報）（2020年3月25日）
・白木公康、「緊急寄稿（3）新型コロナウイルス感染症（COVID-19）を含むウイルス感染症と抗ウイルス薬の作用の特徴」（Web医事新報）（2020年4月1日）
・毎日新聞オンライン版、「中国全土に新型肺炎広がる　春節祝賀行事を優先、省幹部の信頼失墜」（2020年1月24日）
・AFP,「Brazil starts testing Oxford coronavirus vaccine」（2020年6月25日）
・Anchorage Daily News「How an Alaska village grave led to a Spanish flu breakthrough」（2020年3月21日）
・AP, China delayed releasing coronavirus info, frustrating WHO（2020年6月3日）／Florida docking plan in the works for ill-fated cruise ships（2020年4月1日）
・Bloomberg, Nations with Mandatory TB Vaccines Show Fewer Coronavirus Deaths（2020年4月2日）／Second U.S. Virus Wave Emerges as Cases Top 2 Million（2020年6月11日）
・Business Insider,「Photos of mass graves in Brazil show the stark toll of the coronavirus, as experts predict that

it will surpass 125,000 deaths by August」（２０２０年５月28日）
・China Daily, Fewer virus deaths easy to explain（２０２０年４月24日）／Sixteen COVID-19 rumors about China (Part Two)（２０２０年４月29日）
・CNN,「Westerdam passenger infected with coronavirus：What we know and what we don't」（２０２０年２月19日）
・Deutsche Welle,「Coronavirus：Up to 200,000 seafarers trapped on ships, UN says」（２０２０年６月８日）
・Nikkei Asian Review,「No port in a storm：Cruise ships left adrift over coronavirus」（２０２０年２月７日）
・Reuters, Swedish antibody study shows long road to immunity as COVID-19 toll mounts（２０２０年５月21日）／China to send elite army unit to help fight Ebola in Liberia（２０１４年10月31日）／China's coronavirus campaign offers glimpse into surveillance system（２０２０年５月26日）／Coronavirus may have reached Italy from Germany, scientists say（２０２０年３月12日）／INSIGHT-As coronavirus slams Italy, paralysis and anxiety spread（２０２０年２月28日）／Pass the salt：The minute details that helped Germany build virus defences（２０２０年４月９日）
・Science,「China ramps up efforts to combat Ebola」（２０１４年11月３日）
・South China Morining Post,「Wuhan pneumonia：Thailand confirms first case of virus outside China」（２０２０年１月13日）
・The BBC Science Focus Magazine,「Coronavirus：manufacturing begins on 'millions of doses' of the Oxford vaccine candidate」（２０２０年６月５日）
・The Guardian,「China coronavirus：mayor of Wuhan admits mistakes」（２０２０年１月27日）
・The New York Times, After 6 Months, Important Mysteries About Coronavirus Endure（２０２０年６月１日）／Coronavirus in N.Y.：Manhattan Woman Is First Confirmed Case in State（２０２０年３月１日）／Covid-19 Patient Gets Double Lung Transplant, Offering Hope for Others（２０２０年６月11日）／Genes May Leave Some People More Vulnerable to Severe Covid-19（２０２０年６月３日）／How the Coronavirus Compares With 100 Years of Deadly Events（２０２０年６月10日）／Scientists Question Validity of Major Hydroxychloroquine Study（２０２０年５月29日）／Trump Administration Selects Five Coronavirus Vaccine Candidates as Finalists（２０２０年

6月3日）／Two Huge Covid-19 Studies Are Retracted After Scientists Sound Alarms（２０２０年6月4日）
・The New York Times Magazine「Why Revive a Deadly Flu Virus?」（２００６年1月29日）
・The Washington Post,「Hundreds of miles from Hubei, additional 30 million Chinese are in coronavirus lockdown」（２０２０年2月7日）
・TIME, A U. S. Woman Who Traveled on the Westerdam Cruise Ship Does Not Have Coronavirus After All, CDC Says（２０２０年2月24日）／Passengers Disembark Two Coronavirus-Impacted Cruise Ships in Florida After Weeks at Sea（２０２０年4月1日）
・Xinhua,「China helps Africa in fight against Ebola outbreak：Africa CDC chief」（２０１９年2月22日）

【大学や企業などのサイトや個人や団体によるブログ、ＳＮＳなど】

・アストラゼネカ、「日本政府と日本国内における新型コロナウイルスのワクチンの供給に向けた協議を開始」（２０２０年6月26日）
・アンジェス、大阪大学が新型コロナウイルス（ＣＯＶＩＤ－19）に対するＤＮＡ ワクチン共同開発に着手（２０２０年3月5日）／大阪大学が手掛ける新型コロナウイルス（ＣＯＶＩＤ－19）向けＤＮＡワクチン共同開発：非臨床試験動物向け試験開始のお知らせ（２０２０年3月26日）／大阪大学が手掛ける新型コロナウイルス感染症（ＣＯＶＩＤ－19）向けＤＮＡワクチン共同開発：ワクチン製造の中間体の分担製造でシオノギファーマが参画（２０２０年6月18日）／新型コロナウイルス感染症ＤＮＡワクチン治験審査委員会での承認（２０２０年6月25日）
・井上実佳、「アフリカにおける新型コロナウイルス――感染症の安全保障化」（笹川平和財団・国際情報ネットワーク分析、２０２０年6月4日）
・木村正人、「ダイヤモンド・プリンセス集団感染『日本を責めることはできない』クルーズ船検疫の第一人者語る」（ＹＡＨＯＯ！ ＪＡＰＡＮ）（２０２０年3月18日）
・忽那賢志、「『ＢＣＧワクチンが新型コロナに有効』は本当か？」（ＹＡＨＯＯ！ ＪＡＰＡＮ　２０２０年4月4日）／「都内の感染症指定医療機関で何が起こっているのか」（２０２０年3月28日）

・黒木登志夫、コロナウイルス arXiv(14)（２０２０年6月2日）
・今日のアフリカ、「アフリカCDCでの米中対立」（東京外国語大学現代アフリカ地域研究センター、２０２０年4月19日）
・宗 周太郎、「日本人留学生が見た武漢封鎖記」（nippon.com）（２０２０年4月8日）
・ソフトバンクグループ株式会社、「抗体検査結果速報値等について」（２０２０年6月9日）／「対談『抗体検査結果速報値等について』」（ＹｏｕＴｕｂｅ、２０２０年6月9日配信）
・テルモ株式会社シリーズ広告「医療の挑戦者たち　北里柴三郎」
・内閣官房新型インフルエンザ等対策ホーム特設ページ過去のパンデミックレビュー、川名明彦「スペインインフルエンザ」／正林督章「２００９年新型インフルエンザ——パンデミックの概要・国の対応」／小野日出麿「新型インフルエンザ（Ａ／Ｈ１Ｎ１）に対する成田空港検疫所での対応」／笹井康典「２００９年新型インフルエンザ流行の経験から学ぶこと」／齋藤智也「２００９年のパンデミックから10年の歩み」
・日本医師会ＣＯＶＩＤ－19有識者会議「新型コロナウィルス感染パンデミック時における治療薬開発についての緊急提言」（２０２０年5月17日）
・日本貿易振興機構ビジネス短信、「米国政府、中国との航空便の運航停止を検討、米系チェーンは店舗を一時閉鎖」（２０２０年1月30日）
・富士フイルム富山化学、「アビガン錠に関する情報」
・モンゴル貿易開発銀行東京駐在員事務所、「コロナ禍におけるモンゴルの現状」（２０２０年4月30日）
・山口信治、「中国武漢における新型コロナウィルス感染症危機と人民解放軍」（防衛研究所、ＮＩＤＳコメンタリー第１１2号、２０２０年3月13日）
・山中伸弥による新型コロナウイルス情報発信
・Center for Infectious Disease Research and Policy, University of Minnesota,「Report：Thailand's coronavirus patient didn't visit outbreak market」(Jan.14, 2020)
・「How Gunnison Dealt with the 1918 Spanish Flu Pandemic」(Colorado Virtual Library, March 17, 2020)
・Moderna,「Moderna Advances Late-Stage Development of its Vaccine (mRNA-1273) Against COVID-19」(June

11, 2020)
・Our World in Data, World map：total tests performed relative to the size of population.
・「Permafrost Preserves Clues to Deadly 1918 Flu」(Alaska Science Forum Article#1386　April 29, 1998)
・Pro-MED-mail (International Society for Infectious Diseases),「Undiagnosed pneumonia – China (HU) (07)：official confirmation of novel coronavirus」(Jan.8, 2020)
・「THE BLACK DEATH：THE PLAGUE, 1331-1770」(John Martin Rare Book Room)
・The Fred Hutchinson Cancer Research Center, COVID-19：'Social distancing' in Seattle and beyond（２０２０年３月12日）/Tracking a pandemic：Q&A with a COVID-19 detective（２０２０年３月13日）
・The U.S.-China Economic and Security Review Commission, The Chinese Military's Role in Overseas Humanitarian Assistance and Disaster Relief：Contributions and Concerns.（２０１９年７月11日）
・Tomas Pueyo,「Coronavirus：The Hammer and the Dance-What the Next 18 Months Can Look Like, if Leaders Buy Us Time」(Medium, March 20, 2020)
・Wilfred H. Kellogg「Influenza, a study of measures adopted for the control of the epidemic」(California State Printing Office, 1919)

大岩ゆり おおいわ・ゆり
ライター・翻訳家。本名・須田ゆり。朝日新聞社で科学医療部専門記者などとして医療や生命科学を中心に取材・執筆。2020年４月よりフリーランスとして活動する。河岡義裕他著『闘う！ウイルス・バスターズ』や田中耕一著『生涯最高の失敗』の編集・構成のほか、エリック・カンデル著『芸術・無意識・脳』の翻訳などを手がけた。

朝日新書
779

新《しん》型《がた》コロナ制《せい》圧《あつ》への道《みち》

2020年８月30日第１刷発行

著　者　大岩ゆり

発行者　三宮博信
カバーデザイン　アンスガー・フォルマー　田嶋佳子
印刷所　凸版印刷株式会社
発行所　朝日新聞出版
〒104-8011　東京都中央区築地5-3-2
電話　03-5541-8832（編集）
　　　03-5540-7793（販売）
©2020 Oiwa Yuri
Published in Japan by Asahi Shimbun Publications Inc.
ISBN 978-4-02-295082-6
定価はカバーに表示してあります。

落丁・乱丁の場合は弊社業務部(電話03-5540-7800)へご連絡ください。
送料弊社負担にてお取り替えいたします。

朝日新書

翻訳の授業
東京大学最終講義

山本史郎

めくるめく上質。村上春樹『ノルウェイの森』、芥川龍之介『羅生門』、シェイクスピア「ハムレット」、トールキン「ホビット」……。翻訳の世界を旅しよう！ AIにはまねできない、深い深い思索の冒険。山本史郎（東京大学名誉教授）翻訳研究40年の集大成。

関ヶ原大乱、本当の勝者

日本史史料研究会／監修
白峰 旬／編著

家康の小山評定、小早川秀秋への問鉄砲、三成と吉継の友情物語など、関ヶ原合戦にはよく知られたエピソードが多い。本書は一次史料を駆使して検証し、従来の〝関ヶ原〟史観を根底から覆す。東西両軍の主要武将を網羅した初の列伝。

シニアのための なぜかワクワクする片づけの新常識

古堅純子

おうちにいる時間をもっと快適に！ シニアの方の片づけには、この先どう生きたいのか、どう暮らしたいのか、限りある日々を輝いてすごすための「夢と希望」が何より大切。予約のとれないお片づけのプロが、いきいき健康に暮らせるための片づけを伝授！

コロナが加速する格差消費
分断される階層の真実

三浦 展

大ベストセラー『下流社会』から15年。格差はますます広がり、「上」と「下」への二極化が目立つ。コロナはさらにその傾向を加速させる。バブル・氷河期・平成3世代の消費動向から格差の実態を分析し、「コロナ後」の消費も予測する。

清須会議
秀吉天下取りのスイッチはいつ入ったのか？

渡邊大門

信長亡き後、光秀との戦いに勝利した秀吉がすぐさま天下人の座についたわけではなかった。秀吉はいかにして、織田家の後継者たる信雄、信孝を退け、勝家、家康を凌駕したのか。「清須会議」というターニングポイントを軸に、天下取りまでの道のりを検証する。

パンデミックを生き抜く
中世ペストに学ぶ新型コロナ対策

濱田篤郎

3密回避、隔離で新型コロナのパンデミックを乗り越えようとするのは、実は14世紀ペスト大流行の時と同じ。渡航医学の第一人者が「医学考古学」という観点から不安にならずに今を乗り切る知恵をまとめた。コロナ流行だけでなく今後の感染症流行対処法も紹介。

中流崩壊

橋本健二

経済格差が拡大し「総中流社会」は完全に崩壊した。そして今、中流が下流へ滑落するリスクが急速に高まっている。コロナ禍により中流内部の分断も加速している。『新・日本の階級社会』著者がさまざまなデータを駆使し、現代日本の断層をつぶさに捉える。

政治部不信
権力とメディアの関係を問い直す

南　彰

「政治部」は、聞くべきことを聞いているのか。斬り込む質問もなく、会見時間や質問数が制限されようと、オフレコ取材と称して政治家と「メシ」を共にする姿に多くの批判が集まる。政治取材の現場を知る筆者が、旧態依然としたメディアの体質に警鐘を鳴らす。

朝日新書

人生に必要な知恵はすべてホンから学んだ

草刈正雄

「好きな本は何？」と聞かれたら、「台本（ホン）です」と答える僕。この歳になって、気づきました。ホンとは、生きる知恵と人生の意味を教えてくれる言葉の宝庫だと。『真田丸』『なつぞら』をはじめ代表作の名台詞と共に半生を語る本音の独白。

渋沢栄一と勝海舟

幕末・明治がわかる！ 慶喜をめぐる二人の暗闘

安藤優一郎

「勝さんに小僧っ子扱いされた――」。朝敵となった徳川慶喜に生涯忠誠を尽くした渋沢栄一と、慶喜に30年間も「謹慎」を強いた勝海舟。共に幕臣だった二人の対立を描き、知られざる維新・明治史を解明する。西郷、大隈など、著名人も多数登場。

教養としての投資入門

ミアン・サミ

本書は、投資をすることに躊躇していた人が抱えている不安を一気に吹きとばすほどの衝撃を与えるだろう。「自動投資」「楽しむ投資」「教養投資」の観点から、資産10億円を構築した筆者が、学術的な知見やデータに基づき、あなたに合った投資法を伝授。

新型コロナ制圧への道

大岩ゆり

爆発的感染拡大に全世界が戦慄し、大混乱が続く。人類はこの「戦争」に勝てるのか？ 第2波、第3波は？ 元朝日新聞記者が科学・医療の最前線を徹底取材。終息へのシナリオと課題を明らかにする。

危機の正体

コロナ時代を生き抜く技法

佐藤 優

「新しい日常」では幸せになれない。ニューノーマルは人間に何をもたらすのかを歴史的・思想的に分析。密集と接触を極力減らす〈反人間的〉時代をどう生き抜くか。国家機能強化に飲み込まれないためのサバイバル術を伝授する。

コロナ後の世界を語る

現代の知性たちの視線

養老孟司 ほか

22人の論客が示すアフターコロナへの針路！ 新型コロナウイルスは多くの命と日常を奪った。第2波の懸念も高まり、感染への恐怖が消えない中、私たちは大きく変容する世界とどう向き合えばよいのか。現代の知性の知見を提示する。